U0251763

编委会

·主 编·

刘伟信　曾玖芝　李　蓉

·副主编·

支伟伟　吴　洋

·编 者·

赖　微　秦　娟　孔旭梅

何丽冰　熊东升　李紫荆

余　孛　邓　希

刘伟信　曾玖芝　李蓉　主编

祝好孕：生殖医生讲备孕

生殖科普大讲堂

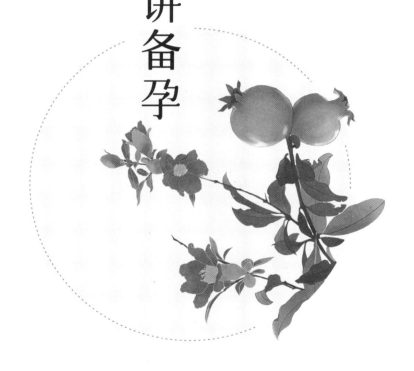

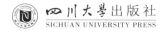四川大学出版社
SICHUAN UNIVERSITY PRESS

图书在版编目（CIP）数据

祝好孕 ：生殖医生讲备孕 / 刘伟信，曾玖芝，李蓉
主编．— 成都 ：四川大学出版社，2024.1
（生殖科普大讲堂）
ISBN 978-7-5690-6555-8

Ⅰ．①祝… Ⅱ．①刘… ②曾… ③李… Ⅲ．①优生优
育－普及读物 Ⅳ．① R169.1-49

中国国家版本馆 CIP 数据核字（2024）第 015237 号

书　　名：祝好孕：生殖医生讲备孕
　　　　　Zhu Haoyun: Shengzhi Yisheng Jiang Beiyun
主　　编：刘伟信　曾玖芝　李 蓉
丛 书 名：生殖科普大讲堂

选题策划：倪德君　许 奕
责任编辑：倪德君
责任校对：张 澄
装帧设计：裴菊红
责任印制：王 炜

出版发行：四川大学出版社有限责任公司
　　　　　地址：成都市一环路南一段 24 号（610065）
　　　　　电话：（028）85408311（发行部）、85400276（总编室）
　　　　　电子邮箱：scupress@vip.163.com
　　　　　网址：https://press.scu.edu.cn
印前制作：四川胜翔数码印务设计有限公司
印刷装订：四川煤田地质制图印务有限责任公司

成品尺寸：146mm×210mm
印　　张：4.125
字　　数：87 千字

版　　次：2024 年 1 月 第 1 版
印　　次：2024 年 1 月 第 1 次印刷
定　　价：38.00 元

本社图书如有印装质量问题，请联系发行部调换

扫码获取数字资源

四川大学出版社
微信公众号

主编简介

刘伟信 四川省妇幼保健院/四川省妇女儿童医院/成都医学院附属妇女儿童医院，副院长，硕士研究生导师，享受国务院政府特殊津贴、四川省学术和技术带头人、四川省有突出贡献的优秀专家、四川省卫生计生领军人才、四川省卫生计生学术和技术带头人、四川省青年科技奖获得者。任中华医学会计划生育分会常委、四川省医学会第六届计划生育专委会主任委员、四川省医学会第四届生殖医学专委会主任委员、国家辅助生殖技术管理专家库专家、《中国计划生育和妇产科》副主编；主持国家自然科学基金等省部级以上科研项目20余项，获省部级科技进步奖5项，发表学术论文100余篇，SCI收录20余篇，主编或副主编学术专著7部。

曾玖芝 主任医师，四川省妇幼保健院生殖医学中心主任，成都医学院硕士研究生导师，四川省卫生健康委学术和技术带头人后备人选、国家辅助生殖技术管理专家库成员。任中国妇幼保健协会辅助生殖技术监测与评估专业委员会委员、中国医药教育协会生殖内分泌专业委员会委员、四川省医学会生殖医学专业委员会常务委员、四川省预防医学会生殖健康分会副主任委员、四川省妇幼保健协会生殖医学分会副主任委员、《中国计划生育和妇产科》杂志编委。主持省科技厅、卫健委科研项目多项，发表SCI及核心期刊学术论文50余篇，出版译著1本。

李 蓉 主任医师。任四川省医学会优生优育专业委员会常务委员、四川省妇幼保健协会生殖医学分会常务委员、四川省优生托育协会常务委员、四川省医学会生殖医学专业委员会委员、中国性学会女性生殖医学分会第二届委员会委员、四川省中医药发展促进会第一届中西医结合妇科分会常务理事、中国非公立医疗机构协会生殖医学专业委员会委员。主持院内课题1项，参与省级课题多项，发表学术论文20余篇，副主译英文书籍1部。

序

　　生育健康、聪明、可爱的宝宝是家庭和社会的共同目标，随着社会因素和环境因素的影响，女性生育年龄普遍推迟，人工流产率一直在较高水平，不孕不育的发生率持续上升，导致女性生育力呈下降趋势。如何科学备孕、做到优生优育、保护生育力、提升生殖健康水平受到全社会和育龄人群的广泛关注。《"健康中国2030"规划纲要》《中国妇女发展纲要（2021—2030年）》强调要加强生殖健康知识普及和宣传，促进生殖健康服务融入妇女健康管理全过程，规范不孕不育诊疗服务和人类辅助生殖技术应用。为此，编撰"生殖科普大讲堂"科普丛书和开展生殖健康科普宣传，对普及育龄人群生殖健康知识、提升全民健康素养和生殖健康意识、推动生殖健康促进工作具有重要意义。

　　科普丛书要兼具科学性、艺术性、趣味性、通俗性和实用性，达到普及健康知识、提升健康素养的目的。在临床，我们深切地感受到育龄人群在备孕、怀孕、不孕和寻求辅助生殖治疗过程中存在诸多迷惑、困难和误区，也深知广大育龄人群对生殖健康、科学备孕、生育力评估、不孕不育等相关知识有较大渴求。"生殖科普大讲堂"科普丛书由长期从事生殖医学临床诊疗的专家和管理团队，查阅大量的专业文献，结合丰富的临床经验，将生殖健康、孕前优生检查、不孕不育和优生优育等专业的医学知识转化为通俗易懂的语言，以一对年轻的夫妻"暖妹儿""金哥"作为主角，通过他们之间生动有趣的对话展开故事。"生殖科普大讲堂"科普丛书编写团队期望本科普丛书兼具科学性和趣味性，能使读者不仅愿意读，还能读个明白，帮助广大育龄人群不仅"生得出"，还要"生得好"。愿我们"携手努力，共圆好孕"！

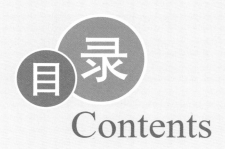
Contents

为了怀宝宝，必须和喵星人、汪星人绝交吗？

金哥和暖妹儿养了一只柴犬和一只大脸猫，当"铲屎官"当得不亦乐乎。听说小两口要备孕了，暖妹儿的"母上大人"突然造访。

"母上大人"一脸严肃地说："我今天来要把猫狗带走送人，现在你们要'造人'了，不准再养猫养狗，不然感染了那个啥子虫，娃儿要畸形。"

暖妹儿："咋可能！我的猫狗都跟了我好几年了，就像家人一样，不能随便不要，这叫遗弃！"

"母上大人"："家人？猫狗成了你家人，我们又算啥子？娃儿畸形了咋个办！"

暖妹儿："我的猫狗都是定期打了疫苗的，不会感染弓形虫。"

"母上大人"："打了疫苗也不行，万一遭了一辈子后悔。"

暖妹儿："哎呀，我的事情你不要管！"

看着母女两人吵得不可开交，金哥赶快打圆场："妈，你不要急，坐下慢慢说。"

金哥又给暖妹儿使眼色："妈也是为了我们好，要不去问问省妇幼生殖中心的医生，看医生怎么说嘛。"

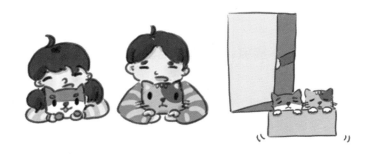

　　医生："现在养宠物的人越来越多，那么备孕期或孕期只能忍痛将宠物送人吗？首先我们需要了解宠物可能会给我们带来什么样的风险。大家最担心的是其中两种风险——弓形虫感染、狂犬病。"

一、弓形虫感染

　　弓形虫全名是刚地弓形虫，猫科动物是弓形虫的最终宿主，是唯一可以让弓形虫在其体内完成繁殖周期的动物，所以养狗的朋友一般其实不用太担心弓形虫感染。孕期如果首次感染弓形虫（在孕前感染者几乎不会发生母婴传播），可发生母婴传播，导致胎儿出现先天性弓形虫病，如视网膜脉络膜炎、颅内钙化、脑积水、死胎等。孕妇感染弓形虫的途径除了我们熟悉的猫，还有进食未煮熟的肉类、接触被弓形虫污染的果蔬，后两种途径更隐匿，但在某些国家是弓形虫的主要感染途径。

但如果你严格做到了以下几点，感染弓形虫的风险就会很低：定期带宠物去体检、驱虫、打疫苗；备孕期和孕期的女性都应该进行弓形虫检测；给宠物喂专门的宠物粮，不让它们在外乱吃东西；清理宠物粪便和尿液时戴手套（最好让家人清理），之后认真洗手；任何情况下都不要饮用生水，接触泥土后严格洗手，蔬菜水果食用前用流动水清洗干净，不吃未煮熟的肉，切生肉的砧板和其他砧板分开。

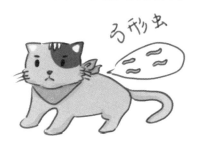

二、狂犬病

猫狗都可以患狂犬病，所以养猫养狗的人都需要注意（其他可能患狂犬病的动物有蝙蝠、浣熊、臭鼬、狐狸、土拨鼠）。不管你多爱你的宠物，都不建议和它同吃同睡，不管你觉得它有多温顺，也不要和它过度亲密接触，以避免被抓伤或咬伤，毕竟人也有控制不了自己情绪和力量的时候，何况猫狗。

切记：无论是备孕期还是孕期，一旦被猫狗抓伤，即便是家养的宠物，也一定要注射狂犬病疫苗甚至狂犬病免疫球蛋白，千万不要抱侥幸心理，万一感染了狂犬病病毒，死亡率几乎100％！

总结一下：为了我们自己、宝宝和宠物的健康，一定要当模范主人。严格执行以上措施，这样即使是备孕期和孕期，"母上大人"也可以放心地让你养宠物了！

参考文献

［1］Prusa A R，Kasper D C，Sawers L，et al. Congenital toxoplasmosis in Austria：prenatal screening for prevention is cost-saving ［J］. PLoS Negl Trop Dis，2017，11（7）：e0005648.

［2］Boumahni B，Randrianivo H，Flodrops H，et al. Maternal toxoplasmosis beforeconception and chorioretinitis in twin sisters ［J］. J Gynecol Obstet Biol Reprod（Paris），2004，33（3）：248-250.

［3］Boyer K，Hill D，Mui E，et al. Unrecognized ingestion of toxoplasma gondii oocystsleads to congenital toxoplasmosis and causes epidemics in North America ［J］. Clin Infect Dis，2011，53（11）：1081-1089.

（四川省妇幼保健院生殖中心　李蓉）

备孕期饮食有什么禁忌?

　　暖妹儿和金哥现在无比后悔：当初就不该向父母提起备孕的事情，现在天天不堪其扰！中国人讲究食补，暖妹儿的"母上大人"每天在网上搜罗各种助孕偏方、食谱：枸杞熟地黄猪肉汤、艾叶红糖煮鸡蛋、薏米扁豆小米粥……宝宝没有怀上，暖妹儿的肚子倒是一天天见长，全是脂肪！

　　金哥的"母上大人"每天也没闲着："你们去省妇幼生殖中心问一下，吃什么可以让暖妹儿早点怀起？有没有生女儿秘方？饮食方面有没有什么禁忌?"

　　暖妹儿和金哥招架不住，只得遵命。

　　医生："老人们的心情可以理解，但没有什么食物可以提高生育力，更没有任何食物可以帮助您生儿或生女，正常吃喝即可。但所谓的'正常吃'有讲究，也有'禁忌'。"

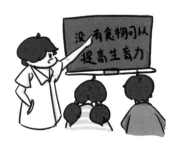

学霸阅读版：

- 避免食用未经巴氏消毒的果汁、奶，包括奶酪以及其他生乳制品（正规商店购买即可）。

- 避免饮用可能受到污染的水，即便是清澈见底的山泉水，也不建议直接饮用。未经处理的水同样有可能有各种细菌甚至寄生虫。

- 所有肉类、海鲜和蛋全部煮熟，未煮熟的食物里可能有寄生虫（如猪肉绦虫、牛肉绦虫、异尖线虫、红蘑寄生虫等）或细菌（如沙门菌、大肠埃希菌等）。

- 孕妇杀手之一李斯特菌可能隐藏在多种食物中，如豆芽、烟熏肉、冷的肉类熟食等，其在冷藏温度（4℃～10℃）下生长良好，所以冰箱并不是保险箱，即便是冰箱保存的熟食也要加热后才能食用。

- 避免食用汞含量较高的鱼类。

- 水果和蔬菜需要用流动水彻底清洗。

- 忌烟酒，咖啡因控制在安全范围（一般指南建议小于300mg/d）。

- 限制高糖、高脂、高盐的食物摄入量。

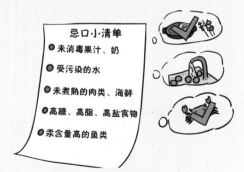

忌口小清单
- 未消毒果汁、奶
- 受污染的水
- 未煮熟的肉类、海鲜
- 高糖、高脂、高盐食物
- 汞含量高的鱼类

简单版本：

正规途径购买食材，喝瓶装水或开水，肉类、鱼类、海鲜全部煮熟，冰箱隔夜食物及熟食加热后食用，水果和蔬菜用流动水彻底清洗，忌烟酒、限糖盐、限咖啡，少吃汞含量高的鱼类。

金哥："小本子记下来了。暖妹儿，下次去西餐店，牛排不要五分熟或七分熟了，我们要全熟哈！"

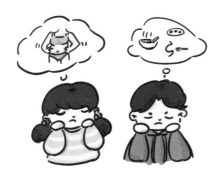

暖妹儿："会不会被嘲笑？"

金哥："笑啥子，我还要给他们科普一下呢，不要光图口感嘛，安全最重要。回去还要给妈也说一下，冰箱里的隔夜菜每次都要热透了才能吃，冰箱要定期清理。"

暖妹儿："医生，我可以吃火锅或烧烤吗？"

医生："做为'吃货'完全不吃火锅或烧烤不太可能，嘴馋了有条件最好在家里自己做，这样才能确保食材新鲜干净卫生、东西全部煮熟，而且火锅或烧烤大多含盐超标，食材的安全性也无法保障。"

暖妹儿："太好了！金哥，听到没，不要阻止我吃哈！"

金哥："这段时间螃蟹上市了，我妈说这个是'发物'，吃了要流产？"

医生："螃蟹含有丰富的优质蛋白质、必需氨基酸和微量元素，蒸熟后当然可以吃。秋季正是吃蟹的好时候，但蟹黄中胆固醇含量比较高，注意适量。"

话音未落，但见暖妹儿已迫不及待地掏出手机：妈，把大闸蟹给我蒸上！

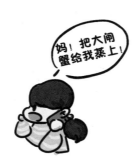

参考文献

[1] Centers for Disease Control and Prevention（CDC）. Vital signs: listeria illnesses, deaths, and outbreaks—United States, 2009—2011 [J]. MMWR Morb Mortal Wkly Rep, 2013, 62（22）: 448-452.

[2] Karimi R, Fitzgerald T P, Fisher N S. A quantitative synthesis of mercury in commercial seafood and implications for exposure in the United

States［J］. Environ Health Perspect，2012，120（11）：1512-1519.

［3］Crozier T W，Stalmach A，Lean M E，et al. Espresso coffees，caffeine and chlorogenic acid intake：potential health implications［J］. Food Funct，2012，3（1）：30-33.

［4］Practice Committee of American Society for Reproductive Medicine in Collaboration with Society for Reproductive Endocrinology and Infertility. Optimizing natural fertility：a committee opinion［J］. Fertil Steril，2013，100（3）：631-637.

（四川省妇幼保健院生殖中心　李蓉）

胖人好生养?

暖妹儿："春天到了！金哥，听说春天是容易怀孕的季节！"

金哥："为啥？"

暖妹儿："恰逢春意盎然的季节，避开了冬季的病毒，可以降低胎儿畸形发生率。"

金哥："医生说不用过分关注季节这个因素，保持轻松的心情，以顺其自然的心态去备孕。"

暖妹儿："哈哈，你可以嘛，最近去省妇幼生殖中心学到不少。不过呢，春季有好多好吃又不长胖的蔬果上市，对于我这个'吃货'来说真是福音啊！"

金哥："就知道吃，医生都让我们要控制体重了！"

暖妹儿："胖人好生养。"

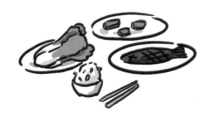

金哥："你还真以为屁股大好生儿呢？"

孕前体重太大，容易出现内分泌方面的异常，如我们在门诊常见的多囊卵巢综合征，这种疾病本身可以导致女性肥胖，肥胖反过来又会促进这种疾病的发展。超重或肥胖的女性远期代谢综合征发生率较体重正常女性高，简言之就是胰岛素抵抗、高血脂、高血压的发生率较体重正常女性高。超重或肥胖的女性更容易发生稀发排卵、不孕，而且妊娠糖尿病、高血压等并发症风险增加。体重过轻可导致代谢和内分泌紊乱，可能长时间处于低雌激素状态，会导致诸如面部皮肤干燥老化、乳房萎缩、骨质疏松等症状。备孕女性过于消瘦会导致排卵障碍、闭经，从而导致不孕。所以孕前做好体重管理很重要。

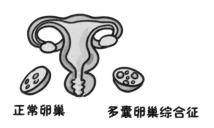

正常卵巢　　　多囊卵巢综合征

具体的膳食搭配原则：荤素搭配合理，三餐按时获取营养，每顿七八分饱，远离不健康食物。减重不能盲目，一日三餐不均衡、不合理，光顾着节食减肥，营养过分流失对备孕不利。我们通过体脂分析，可以制订更个体化的运动方案来控制体重。比如，有些女性肥胖、膝关节受损，则不适合骑单车、爬山等负重运动，而更适合步行、游泳、瑜伽等非负重运动。适量、规律、长期坚持有氧运动是减重的最佳选择。有氧运动需具备 3 个条件：运动所需能量主要通过氧化体内糖、脂等物质来提供；运动时大多数肌肉都参与；运动强度在低、中之间，持续时间为 15 ～ 40 分钟或更长。有氧运动的形式有很多，如快走、慢跑、健身操、瑜伽、游泳、骑自行车和各种跑步机运动。

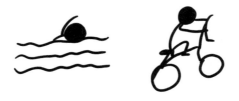

　　暖妹儿："跳舞可以吗？"

　　金哥："广场舞吗？医生说强度达没达到，数数心率就知道了，130 次/分钟左右，稍稍觉得累才行！"

　　暖妹儿："哎，心好累……"

　　金哥："刚刚你说春天里那些好吃又不长胖的蔬果都有些什么呢？"

　　暖妹儿："我想吃香椿、芥菜、草莓、樱桃、春笋、嫩韭菜……"

　　金哥："等着，我去给你买！"

参考文献

〔1〕〔德〕拉贝（Rabe T），阮祥燕，〔德〕默克（Mueck A O）. 生殖内分泌学热点聚焦〔M〕. 北京：人民卫生出版社，2014.

〔2〕中华医学会妇产科学分会内分泌学组及指南专家组. 多囊卵巢综合征中国诊疗指南〔J〕. 中华妇产科杂志，2018，53（1）：2-6.

〔3〕郭燕燕，周世梅. 实用妇产科药物治疗学〔M〕. 2版. 北京：人民卫生出版社，2003.

〔4〕March W A，Moore V M，Willson K J，et al. The prevalence of polycystic ovary syndrome in a community sample assessed under contrasting diagnostic criteria〔J〕. Hum Reprod，2010，25（2）：544-551.

〔5〕中国营养学会. 中国居民膳食指南（2022）〔M〕. 北京：人民卫生出版社，2023.

（四川省妇幼保健院生殖中心　赖微）

叶酸应该怎么补充?

金哥："今天在社区可以免费领叶酸，我们不是正想要宝宝嘛，我就顺便领了一盒。"

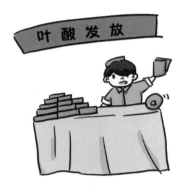

暖妹儿："我不敢吃，之前看到新闻报道说补充叶酸会有副作用，不仅可能会流产，还可能导致孩子以后出现孤独症。"

金哥："怎么可能嘛，社区肯定不会骗我们。"

暖妹儿："我不吃，我多吃一点豆类、肝脏就可以了。"

暖妹儿和金哥结婚3年了，近期在备孕，但是暖妹儿在网上看到关于叶酸的传言，内心忐忑的她不知道是否能补充叶酸。其实，得益于知识的普及与宣传，很多人都知道备孕期及孕期要补充叶酸，但是对于为什么要补充，应该怎么补充，很多人都是一知半解。

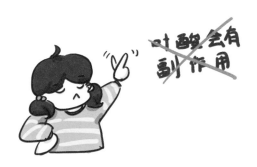

叶酸，又称维生素B_9，是一种水溶性维生素，与正常发育、健康维持有关，是细胞增殖、组织生长与机体发育不可缺少的微量营养素。

一、正确补充叶酸有什么作用？

有明确的证据显示补充叶酸可以降低新生儿神经管畸形（NTD）的风险，所以世界卫生组织（WHO）推荐备孕女性每天补充叶酸。具体来说，备孕期及孕期补充叶酸有以下好处。

1. 预防流产及早产：孕中、后期母体叶酸缺乏会引起巨幼细胞贫血、胎盘早剥、早产以及流产，因此孕期补充叶酸可预防流产及早产。

2. 预防孕妇贫血：孕妇的身体需要叶酸来辅助制造正常

的红细胞，因此补充叶酸可预防孕妇贫血。

3．促进婴儿发育：叶酸有助于促进婴儿脑细胞生长，对婴儿大脑和神经系统的发育至关重要。

4．其他作用：补充叶酸及多种维生素，可降低孕妇出现先兆子痫的风险。

二、叶酸应该什么时候开始补充，怎么补充？

孕育胎儿过程中，补充足够的叶酸尤为重要。由于红细胞对叶酸具有富集作用，因此，红细胞叶酸浓度更能反映机体的叶酸营养状况。育龄女性准备怀孕前应当检测自身红细胞叶酸浓度，根据检测结果科学合理地补充叶酸，才能够有效预防新生儿出生缺陷的发生。机体红细胞叶酸浓度需要近3个月才能更新，因此从怀孕前3个月就应该开始补充叶酸，若是等到确定怀孕才开始补充叶酸，则受孕时叶酸缺乏的状况对胎儿可能已经产生影响，达不到有效预防的效果。

但是，叶酸虽好，也不能补充过度，补充叶酸要懂得正确的方法，特殊人群在备孕期和孕早期需根据具体情况进行个性化叶酸补充。

不同备孕人群叶酸补充时间与剂量见表1。

表 1　不同备孕人群叶酸补充时间与剂量

备孕人群	补充时间	剂量
无高危因素女性	孕前 3 个月至怀孕满 3 个月	0.4 ～ 0.8 mg/d
有 NTD 生育史女性	孕前 3 个月至怀孕满 3 个月	4 mg/d
夫妻一方患 NTD，或男方既往有 NTD 生育史	孕前 3 个月至怀孕满 3 个月	4 mg/d
患先天性脑积水、先天性心脏病、唇腭裂、肢体缺陷、泌尿系统缺陷，或有上述缺陷家族史，或一、二级直系亲属中有 NTD 生育史的女性	孕前 3 个月至怀孕满 3 个月	0.8 ～ 1.0 mg/d
患糖尿病、肥胖、癫痫、胃肠道吸收不良性疾病的女性	孕前 3 个月至怀孕满 3 个月	0.8 ～ 1.0 mg/d
正在服用增加胎儿 NTD 风险的药物（如卡马西平、苯妥英钠、苯巴比妥、二甲双胍等）的女性	孕前 3 个月至怀孕满 3 个月	0.8 ～ 1.0 mg/d

　　但每个人的具体情况不同，如果无法对此做出决断，建议各位正在备孕的女士去医院做详细的咨询。

三、可以通过食物补充叶酸吗？

　　富含叶酸的食物有动物肝脏、蔬菜叶子、豆类、牛油果、蛋类和奶类。但是，天然的叶酸不稳定，易受阳光、加热的影响而发生氧化，因而人体真正能从食物中获得的叶酸的生物利用度较低。化学合成叶酸的生物利用度是食物中天然叶酸的 2 倍左右，再加上孕早期是胎儿器官系统分化的关键时期，细胞生长、分裂十分旺盛，故孕妇对叶酸的需求量比正常人高很多。因此，建议所有备孕期及孕期的女性除从食物中补充叶酸外，每天同时服用适量叶酸补充剂。

四、普通叶酸和活性叶酸怎么选？是否越贵越好？

活性叶酸的通用名是 5-甲基四氢叶酸，是叶酸经还原、甲基化后得到的活性形式，可以绕过叶酸代谢环节，直接被人体吸收和利用。叶酸必须代谢为 5-甲基四氢叶酸才能被人体有效利用，而当叶酸代谢通路中关键酶的编码基因 *MTHFR* 和 *MTRR* 等发生突变时，就会对机体的叶酸代谢能力造成影响。叶酸代谢障碍人群、有 NTD 生育史的人群（包括唇腭裂、先天性脑积水等）、高同型半胱氨酸血症的人群，因叶酸利用不足，会导致流产或胎儿 NTD 风险增高，可直接使用活性叶酸。由于活性叶酸提取工艺相对普通叶酸复杂，因此生产活性叶酸的成本远高于普通叶酸，其价格也更高一点。其实，普通叶酸已经可以满足没有高危因素女性的需求，不一定要选择价格贵的活性叶酸。

五、补充叶酸会影响月经吗？

叶酸只是一种维生素，不会导致月经紊乱的情况出现。女性的月经受下丘脑-垂体-卵巢性腺轴的调节。情绪波动、环境改变、怀孕、年龄、疾病、药物以及营养状况等因素，都可以引起这一性腺轴的功能异常，从而出现月经紊乱。许多备孕的妇女会因为心理压力过大、情绪紧张而出现内分泌失调导致的月经紊乱。

六、备孕的准爸爸需要补充叶酸吗？

美国加利福尼亚州州立大学的一项研究数据显示，男性体内叶酸水平与精子质量有明显相关性，叶酸水平高的男性发生精子异常的风险明显降低。叶酸会影响遗传物质的合成，如果男性体内叶酸水平低，染色体异常的精子数量会明显增加，成功怀孕的概率自然会下降。因此，在备孕期，准爸爸也需要补充一些叶酸。

参考文献

［1］季米，金龙妹，李春娟，等．备孕人群膳食叶酸营养状况横断面调查［J］．中国循证儿科杂志，2018，13（6）：401-405．

［2］中国营养学会膳食指南修订专家委员会妇幼人群膳食指南修订专家工作组．备孕妇女膳食指南［J］．临床儿科杂志，2016，34（10）：798-800．

［3］曾果．中国营养学会"孕期妇女膳食指南（2016）"解读［J］．实用妇产科杂志，2018，34（4）：265-267．

［4］Wierzejska R，Wojda B. Folic acid supplementation in pregnancy and prevention of fetal neural tube defects［J］．Przegl Epidemiol，2020，74（2）：362-369．

［5］中国医药教育协会临床合理用药专业委员会，中国医疗保健国际交流促进会高血压分会，中国妇幼保健协会围产营养与代谢专业委员会，等. 中国临床合理补充叶酸多学科专家共识［J］. 医药导报，2021，40（1）：1-19.

（四川省妇幼保健院生殖中心　李紫荆）

维生素D，你需要补充吗？

似乎跨越了春天，天气一下子热了起来。

金哥拉起暖妹儿："暖妹儿，太阳这么好，我们出去晒一下太阳嘛，想不想拍美照？我保证，拍照3分钟，修图2小时！"

暖妹儿："好嘛好嘛，出门！晒太阳！就是看人家晒不黑嘛！"

暖妹儿拗不过金哥，赶紧把防晒衣、遮阳帽、太阳镜、防晒口罩装备上，捂得严严实实。

金哥："上次医生说了，备孕不仅需要补充叶酸，还要补充维生素D，你不晒太阳怎么补嘛？"

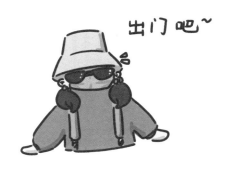

出门吧~

暖妹儿："你看清楚，我这张脸保养得白白嫩嫩的，一晒太阳不是前功尽弃了吗？"

金哥："要不还是问问省妇幼生殖中心的医生吧。"

医生："你们二位可以先检查一下体内的维生素D水平再做打算。维生素D是否充足，可通过测定血液中25-羟维生素D浓度来判断。"

第二天检测结果提示，暖妹儿和金哥体内的维生素D都不足，暖妹儿血液中的25-羟维生素D只有7 ng/mL，而正常范围是30～100 ng/mL，金哥体内维生素D也只有14 ng/mL。

小两口拿到报告又来找医生了。

金哥："医生，我家暖妹儿想吃啥我就给她做啥，天天不重样，锅巴土豆、小龙虾、牛肉锅盔、肥肠粉、回锅肉、豆花猪蹄就从来没有缺过，青菜还是专门从乡下摘的无公害蔬菜，藤藤菜、豌豆尖一个都不少，晚餐还要再加个红糖冰粉。都这样了，怎么还是缺维生素啊？"

医生解释道："我知道你很疼爱暖妹儿，给她弄了很多好吃的。但是富含维生素D的食物并不多，一般含量也很少，在油性鱼（三文鱼和沙丁鱼）、动物肝脏、蛋黄、奶制品中，维生素D含量可能会稍高一些，像暖妹儿爱吃的谷物中几乎不含维生素D。从食物种类来看，除了蛋黄，中国大部分家庭很难保证摄入充足。"

暖妹儿："这可咋办啊？"

医生："其实晒太阳才是补充维生素D简单、有效、免费的方法。晒太阳时我们的机体可以自身合成维生素D。在以阴天天气为主的城市，日照不足，加上缺少富含维生素D食物的摄入，很容易造成维生素D缺乏。但晒太阳补维生素D可是个技术活儿！对于欧美的白种人来说，每天在正午的时候大面积暴露晒太阳10～15分钟就可以合成足量的维生素D，但对于我们来说，则需要更长时间，夏季每周3次13分钟的正午阳光照射可以满足成年人维生素D的需求，但这与皮肤暴露程度、肤色等都有关系。不过直接阳光暴晒会增加黑色素瘤等皮肤癌的风险，而且还会长斑！"

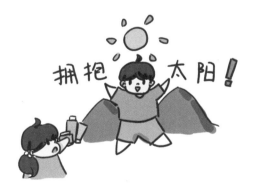

暖妹儿："这也不行，那也不行，怎么办呢？"

医生："暖妹儿，别急嘛，还可以用药物补充呀。相关指南建议0～1岁的婴幼儿每天至少补充维生素D 400 IU，1岁以上儿童和青少年每天至少补充600 IU，19～50岁的成人每天同样需要补充600 IU。"

医生："如果条件有限无法在医疗监督的情况下用药，

维生素D的剂量不能超过如下范围：6个月内的婴儿，维生素D最大摄入量为每天1000IU；6个月至1岁的婴儿每天不超过1500IU；1～18岁儿童每天不超过4000IU；成人每天不超过10000IU。补充时需注意，短期内多次超剂量摄入确实会发生维生素D中毒。"

暖妹儿："医生，其实我还有个问题，缺乏维生素D到底对怀孕有什么影响呢？"

医生："这个问题问得好！到目前为止，多项医学研究表明：维生素D参与体内骨骼、肌肉、免疫等多系统的正常工作。"

医生："多囊卵巢综合征的患者更容易发生维生素D缺乏，补充维生素D至正常水平可降低多囊卵巢综合征患者血清雄激素和抗米勒管激素的水平、增加子宫内膜容受性、改善月经周期和卵泡生成；同时维生素D参与体内脂质代谢，维生素D治疗也可改善多囊卵巢综合征患者的血脂异常和胰岛素抵抗。"

医生："越来越多的研究表明，体内足量的维生素D可降低子宫内膜异位症的发生风险，同时与原发性痛经、子宫平滑肌瘤和高龄女性的卵巢储备有关。"

医生："所以，维生素D确实与女性的生殖健康关系密切，维持体内正常的维生素D水平肯定没错！"

暖妹儿恍然大悟："原来维生素D这么重要，那是该好好补一下了！我看药店里有维生素D_2、维生素D_3等不同种类的维生素 D，我该补充哪种呢？"

医生："维生素 D_2 和维生素 D_3 结构相似，只是来源不同，在体内的作用效果也基本一致，我们在购买时就不用纠结啦。我们可以通过口服或肌内注射维生素 D 制剂补充。比如维生素 D 油剂 15mg（约含维生素 D 6000IU），每 2 周肌内注射 1 次，可以快速补充维生素 D，或者每天口服维生素 D 400IU，连续服用 1 个月后复查。"

暖妹儿和金哥："谢谢医生！我们回去马上就把维生素 D 吃起来，争取快点把肚儿挺起！"

看着小两口手牵手甜蜜的背影，医生露出了微笑，默默祝福小两口早日抱上自己的小宝贝。

参考文献

［1］Pilz S，März W，Cashman K D，et al. Rationale and plan for vitamin D food fortification：a review and guidance paper ［J］. Front Endocrinol（Lausanne），2018，9：373.

［2］Rivas M，Rojas E，Araya M C，et al. Ultraviolet light exposure，skin cancer risk and vitamin D production ［J］. Oncol Lett，2015，10（4）：2259-2264.

［3］National Institute for Health and Care Excellence. COVID-19 rapid guideline：vitamin D ［M］. London：National Institute for Health and Care Excellence（NICE），2020.

［4］Holick M F，Binkley N C，Bischoff-Ferrari H A，et al. Evaluation，treatment，and prevention of vitamin D deficiency：an endocrine society clinical practice guideline［J］. J Clin Endocrinol Metab，2011，96（7）：1911-1930.

［5］Szczuko M，Skowronek M，Zapałowska-Chwyć M，et al. Quantitative assessment of nutrition in patients with polycystic ovary syndrome（PCOS）［J］. Rocz Panstw Zakl Hig，2016，67（4）：419-426.

［6］Mu Y，Cheng D，Yin T L，et al. Vitamin D and polycystic ovary syndrome：a narrative review［J］. Reprod Sci，2021，28（8）：2110-2117.

［7］Moridi I，Chen A，Tal O，et al. The association between vitamin D and anti-Müllerian hormone：a systematic review and meta-analysis［J］. Nutrients，2020，12（6）：1567.

［8］Menichini D，Facchinetti F. Effects of vitamin D supplementation in women with polycystic ovary syndrome：a review［J］. Gynecol Endocrinol，2020，36（1）：1-5.

［9］Faghfoori Z，Fazelian S，Shadnoush M，et al. Nutritional management in women with polycystic ovary syndrome：a review study［J］. Diabetes Metab Syndr，2017，11（Suppl 1）：S429-S432.

［10］Fernando M，Ellery S J，Marquina C，et al. Vitamin D-binding protein in pregnancy and reproductive health［J］. Nutrients，2020，12（5）：1489.

［11］Voulgaris N，Papanastasiou L，Piaditis G，et al. Vitamin D and aspects of female fertility［J］. Hormones，2017，16（1）：5-21.

［12］Lerchbaum E，Rabe T. Vitamin D and female fertility［J］. Curr Opin Obstet Gynecol，2014，26（3）：145-150.

［13］廖祥鹏，张增利，张红红，等．维生素D与成年人骨骼健康应用指南（2014年标准版）［J］．中国骨质疏松杂志，2014（9）：1011-1030．

（四川省妇幼保健院生殖中心　吴洋）

备孕期可以化妆、染头发、烫头发吗？

暖妹儿近期在备孕，前几天去染了个头发，还稍微烫了一下。谁知道回家后"母上大人"非常生气，跟暖妹儿大吵一架，责备她都在备孕了一天天还化妆染头发的，这些都可能导致宝宝畸形、流产。

暖妹儿十分委屈，于是前来省妇幼生殖中心咨询："我就是备孕压力太大，才想打扮下让自己心情好点的。医生，我就想问问，备孕期真的不能化妆、染头发、烫头发吗？如果怀上了，宝宝真的会畸形、流产吗？"

爱美之心，人皆有之。很多人认为，备孕期使用化妆品容易导致宝宝出生缺陷，其实这种可能性比较小。据报道，在所有的出生缺陷中，真正由化学物质引起的仅占2%，其中由备孕期化妆引起的则更少。化妆品主要涂抹于皮肤表面，通过皮肤吸收的量有限。一般而言，偶尔、少量接触不会增加宝宝出生缺陷的发生率。关于化妆品安全性的数据有限。不管是备孕期还是孕期，并不是什么化妆品都能用，也不是什么都不能用。目前市面上也有不少针对准妈妈的化妆品，在备孕期可以选择，选购的时候要到正规的商场购买，看看化学成分，选择品质好、有保证、成分单纯、以天然原料为主导、性质温和的产品。

备孕期化妆的注意事项：

- 尽量选择不含酒精、激素、重金属（铜、汞、铅）、化学香精等成分的化妆品。

- 避免使用具有祛斑、美白等功效的护肤品，尽量选择温和的护肤品。

- 尽量不要涂抹口红，如有使用，喝水、进餐前应先擦去，防止有害物质通过口腔进入母体。

- 卸妆一定要彻底、无残留，不要让化学物质长时间停留在皮肤上。

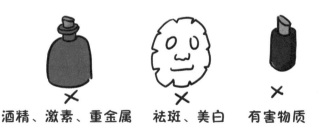

酒精、激素、重金属　　祛斑、美白　　有害物质

目前尚无有力数据证明染头发、烫头发对备孕有影响。理论上，除非头皮有破损，否则使用染发剂或定型产品时的全身吸收量极少，在备孕期，偶尔、少量接触这些化学物质对胎儿产生不良影响的可能性较低。如果你不能确定自己是否已经怀孕，那就尽量避免染头发、烫头发，毕竟染发剂或

定型产品中包含的化学物质未被证实是完全无害的，况且市场上充斥着一些劣质染发剂或定型产品，不完全排除一些化学物质通过头皮吸收影响胎儿的可能性，当然，这种概率是很小的。植物染发剂相对安全，但为求安全，能免则免。

备孕期染头发、烫头发的注意事项：

- 选择正规、合格、质量好的染发剂或定型产品，安全过关。
- 染头发、烫头发前要确保头皮完好无损。
- 要在通风良好的房间使用。
- 使用染发剂或定型产品后要及时清洗，避免化学物质长时间停留在头皮上。

最后总结一下：不论是化妆还是染头发、烫头发，是否会对胎儿产生不良影响，主要由暴露于危险因素的持续时间及暴露水平决定。达到了一定接触量的危险因素可能会增加宝宝出生缺陷风险。但真正会导致宝宝出生缺陷的危险因素暴露主要还是职业暴露，如化工厂的工人、理发店长期接触染发剂或定型产品的理发师等。

参考文献：

［1］王莉，吴爱惜，李娟. 围生儿发生出生缺陷的危险因素分析［J］. 中国妇幼保健，2021，36（22）：5306-5308.

［2］王红丽，党少农，曾令霞，等.妇女围孕期特殊危险因素暴露对新生儿出生缺陷的影响［J］.西安交通大学学报（医学版），2017，38（3）：326-331.

（四川省妇幼保健院生殖中心　何丽冰）

备孕期和孕期可以喝咖啡吗？

暖妹儿是咖啡"重度依赖者"，每天必须喝几杯咖啡"续命"，但自从开始备孕，"母上大人"天天耳提面命。

"母上大人"："那个咖啡喝不得了！"

暖妹儿："不喝不行，现在天天都需要咖啡提神，还可以治疗我的偏头痛。"

"母上大人"："提神？你每天很晚才睡觉，脑袋怎么不痛嘛！"

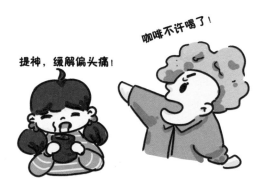

暖妹儿表面上不敢违抗母命，但心里犯嘀咕，几个月过去了，肚子没动静，心里的委屈却增加了不少，这还没当上

妈,就已经和过去的生活一一告别了,但咖啡是底限,那喝的已经不是咖啡了,是和自己独处的时光,是自由啊!到底备孕期和孕期能不能喝咖啡?还是去咨询一下专业医生的意见吧。

医生:"咖啡因是全球使用广泛的药理活性物质,是一种兴奋剂,常用来提神。其实咖啡因不仅源于我们最熟悉的咖啡,还存在于多种食品和饮料中,比如巧克力、可可制品、茶、可乐、能量饮料等。咖啡因还存在于一些药物中,如感冒药、治疗头痛的药、减肥药等。咖啡中的咖啡因含量比茶和其他产品多50%~70%,是普通人群咖啡因的主要来源。"

现代医学的结论是在优质循证证据的基础上得出的,但因食物中咖啡因的量无法精确评估,不同食物的协同作用,咖啡因的清除受基因型的影响存在个体差异,因伦理问题无法在孕妇中开展试验,而动物试验的结果并不能外推到人类等,故现有的关于备孕期和孕期咖啡因的安全性的文章证据级别不高,而且结论不一致。

备孕期能不能喝咖啡呢?目前大多数的证据认为咖啡因对受孕能力没有明确的影响,摄入咖啡因也不会影响试管婴儿的成功率。但是较高剂量咖啡或茶的摄入(咖啡因大于300 mg/d)可能影响获卵的数量及质量,所以建议备孕期的准妈妈咖啡因摄入量限制在300 mg/d以下,同时戒烟并减少饮酒,以及采取其他健康的生活方式。

孕期能不能喝咖啡呢?目前的证据认为摄入低至中等

量的咖啡因不太可能影响妊娠，但咖啡因摄入量较高（大于300 mg/d）常常与不良妊娠结局（流产、死产、低出生体重儿、小于胎龄儿）有关。世界卫生组织建议平时每天咖啡因摄入量大于300 mg/d的孕妇，在孕期应降低每天咖啡因摄入量，以减少妊娠丢失和低出生体重儿的风险。国际妇产科联合会和英国皇家妇产科学院均建议孕期将咖啡因摄入量限制在200 mg/d以下。

针对暖妹儿的情况，如果确实觉得喝咖啡已经是一种习惯，戒掉了会出现各种不适，在备孕期和孕期可控制咖啡因摄入小于200 mg/d，这样既可以保证宝宝的安全，又没有丢失自己的生活。大家也可以对照表2估算自己每天咖啡因的摄入量。

表2 不同咖啡中咖啡因含量对照表

咖啡类型	容量（盎司）*	咖啡因含量（mg）**
新鲜调制咖啡/滴滤咖啡/现煮咖啡	8	133（102～200）
普通速溶咖啡	8	93（27～173）
普通脱咖啡因咖啡	8	5（3～12）
浓咖啡	1	40（30～90）
无咖啡因咖啡	1	4

注：*，1盎司≈30 mL；**，括号前数据为均值，括号后数据为范围。

参考文献

［1］WHO. WHO recommendations on antenatal care for a positive pregnancy experience［J］. Geneva：World Health Organization，2016.

［2］Hanson M A，Bardsley A，De-Regil L M，et al. The International Federation of Gynecology and Obstetrics（FIGO）recommendations on adolescent，preconception，and maternal nutrition："Think Nutrition First"［J］. Int J Gynecol Obstet，2015，131（Suppl 4）：S213-S253.

（四川省妇幼保健院生殖中心　李蓉）

备孕期和孕期可以饮酒吗？

上次暖妹儿咨询了省妇幼生殖中心的医生后，终于不用纠结和矛盾了，每天小酌一杯咖啡，心情棒棒的。

暖妹儿的闺蜜也很羡慕："唉，我为了备孕已经戒酒好久了，好怀念喝酒后血管扩张、微醺的状态下精神可以暂时离开肉体的感觉。你也帮我问问，姐妹聚会的时候我是不是也可以喝一点红酒啊？"

暖妹儿："你这个思路怕是有些发散，喝酒恐怕是不行的。"

金哥："我偶尔也想喝点酒，听说喝酒还可以助兴……"

备孕期和孕期到底可以饮酒吗？让我们听听省妇幼生殖中心医生的讲解：网上流行一句话——"离开剂量谈毒性都是耍流氓"，所以我们首先需要量化饮酒量。国际上通常采用"标准杯"的概念，1标准杯指1杯含有特定分量的酒精饮料，但每个国家对1标准杯的定义不同。按照我们国家的习惯大致估计，1标准杯=1两低度白酒/半两40度白酒/3两葡萄酒/1罐易拉罐啤酒。大量饮酒通常定义为每周摄入至少14标准杯，中度饮酒通常定义为每周摄入3～13标准杯，少量饮酒通常定义为每周摄入少于3标准杯。但这些定义很主观，在不同研究中有差异。

一、备孕期准妈妈可以饮酒吗？

大多数观察性研究发现，中度和大量饮酒的女性往往需要更长的时间才能受孕，并且不孕风险增加。中度饮酒可能会影响女性的试管婴儿的成功率。一项回顾性研究发现每周饮酒在4标准杯以上的女性，试管婴儿活产的概率要比饮酒少的女性低16%。

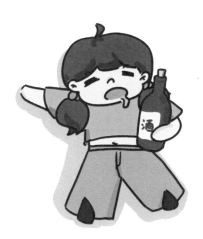

二、备孕期准爸爸可以饮酒吗？

准爸爸大量饮酒会导致性腺功能异常，包括睾酮产生减少、阳痿和精子生成减少。如果夫妻俩每周均饮酒4标准杯以上，他们的活产率比饮酒更少的夫妻低21%。一项研究显示受孕前准爸爸饮酒与宝宝先天性心脏缺陷的风险增高有关。

三、孕期可以喝酒吗？

酒精是一种致畸物，可在所有妊娠阶段影响胎儿的生长发育。酒精可自由穿过胎盘：在母亲饮酒后 2 小时内，胎儿血液中的酒精水平与母亲接近。由于母亲酒精清除率、胎儿发育敏感性、遗传易感性、饮酒模式（如豪饮 vs 日常饮酒）存在差异，评估酒精对胎儿发育的影响很困难，无法确定孕期的安全饮酒量，因此多个国家的指南均建议孕期完全戒酒。

四、孕期饮酒的危害有哪些？

孕期饮酒可能导致早产、低出生体重儿、胎儿颅面畸形、胎儿酒精效应、酒精相关出生缺陷或胎儿酒精综合征、儿童神经系统发育异常，而且没有明确的剂量–反应关系（也就是说喝多喝少与影响的严重程度不相关）。

总结一下：因为每个人酒精清除率、胎儿发育敏感性、遗传易感性存在差异，小两口备孕期尽量少饮酒，最好戒酒，准妈妈孕期绝对戒酒。

参考文献

［1］Centers for Disease Control and Prevention（CDC）. Alcohol use and binge drinking among women of childbearing age—United States,

2006−2010［J］. Morb Mortal Wkly Rep，2012，61（28）：534−538.

［2］Denny C H，Acero C S，Naimi T S，et al. Consumption of alcohol beverages and binge drinking among pregnant women aged 18−44 years—United States，2015−2017［J］. Morb Mortal Wkly Rep，2019，68（16）：365−368.

［3］American College of Obstetricians and Gynecologists. Committee opinion No. 496：at−risk drinking and alcohol dependence：obstetric and gynecologic implications［J］. Obstet Gynecol，2011，118（2 Pt 1）：383−388.

［4］US Preventive Services Task Force，Curry S J，Krist A H，et al. Screening and behavioral counseling interventions to reduce unhealthy alcohol use in adolescents and adults：US Preventive Services Task Force Recommendation Statement［J］.JAMA，2018，320（18）：1899−1909.

［5］Luong J，Board A，Gosdin L，et al. Alcohol use，screening，and brief intervention among pregnant persons—24 US Jurisdictions，2017 and 2019［J］. Morb Mortal Wkly Rep，2023，72（3）：55−62.

（四川省妇幼保健院生殖中心　李蓉）

备孕期需要做哪些检查？

暖妹儿："金哥，我今天坐电梯，碰到隔壁王婆婆带着小孙孙，那个小孙孙好可爱啊。"

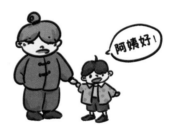

金哥："暖妹儿，你长得那么可爱，我又这么帅，我们的娃娃肯定又健康又可爱。"

暖妹儿："你好自信啊。王婆婆说她儿媳妇怀孕前去医院做了好多检查。"

金哥："什么？备孕还要做检查呢？"

暖妹儿："现在提倡优生优育，你不要当'老古董'了。走，我们去问问省妇幼生殖中心的医生。"

医生："为了减少或消除导致出生缺陷等不良妊娠结局的风险因素，预防出生缺陷发生，提高出生人口素质，中华医学会妇产科学分会产科学组于 2018 年制定了《孕前和孕期保健指南》，其中包括健康指导、常规保健、必查项目、备查项目。"

1. 健康指导：①有准备、有计划地妊娠，尽量避免高龄妊娠；②合理营养，控制体重增加；③补充叶酸 0.4～0.8 mg/d，既往生育过神经管缺陷儿的孕妇，每天补充叶酸 4 mg；④合理用药；⑤避免接触有毒有害物质；⑥改变不良生活习惯（如吸烟、酗酒等）；⑦保持心理健康；⑧合理运动。

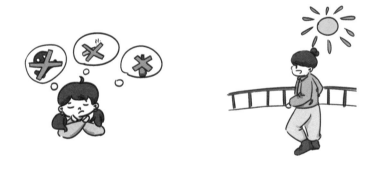

2. 常规保健：①全面体格检查；②测量血压、体重，计算体重指数（BMI）；③常规妇科检查。

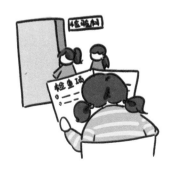

3．必查项目：①血常规；②尿常规；③血型（ABO和Rh血型）；④肝功能；⑤肾功能；⑥空腹血糖水平；⑦乙肝表面抗原（HBsAg）筛查；⑧梅毒血清抗体筛查；⑨人类免疫缺陷病毒（HIV）筛查；⑩地中海贫血筛查（广东、广西、海南、湖南、湖北、四川、重庆等地区）。

4．备查项目：①宫颈细胞学检查（1年内未查者）；②TORCH（弓形虫、风疹病毒、巨细胞病毒、单纯疱疹病毒）筛查；③阴道分泌物检查（常规检查，淋球菌、沙眼衣原体检查）；④甲状腺功能检查；⑤75g口服葡萄糖耐量试验（针对高危女性）；⑥血脂水平检查；⑦妇科超声检查；⑧心电图检查；⑨胸部X线检查。

参考文献

［1］Bhutta Z A，Das J K，Rajiv B，et al. Can available interventions end preventable deaths in mothers，newborn babies，and stillbirths，and at what cost？［J］. Lancet，2014，384（9940）：347-370.

［2］苟文丽.孕前保健是提高围产期保健质量的重要因素［J］.中国妇幼健康研究，2018，29（12）：1501-1504.

［3］廖水珍，饶世萍，姜佩平.自愿婚检前后围产保健质量的变化［J］.中国妇幼健康研究，2008（3）：218-220.

（四川省妇幼保健院生殖中心　秦娟）

为什么要在月经期检查性激素？

金哥匆匆忙忙跑过来说："医生，医生！麻烦今天一定要给我加个号！"

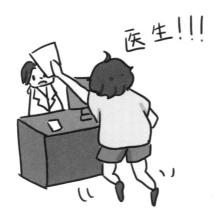

医生疑惑地问道："别慌，暖妹儿怎么了？"

金哥不好意思地摸摸脑袋，尴尬地笑了笑："她今天是月经的第 7 天了，大家都说要在月经期检查性激素，我们到今天才想起来。"

医生："你们小两口先别着急，坐下慢慢聊。性激素水平随女性月经周期呈规律性波动，需要根据诊疗中不同的需求确定检查性激素的时间。"

暖妹儿："原来是这样。"

医生："如果想了解暖妹儿的基础性激素水平，你们应该在月经第 2～4 天过来检查，现在暖妹儿的月经已经基本干净了吧？"

暖妹儿："是的，医生。那我这次回家就做好准备，下次在正确的时间就诊。医生，性激素检查到底有哪些项目呢？检查前需要注意什么呢？"

医生："性激素主要包括雌二醇、孕酮、促卵泡生成素、黄体生成素、催乳素和睾酮这 6 项，其中催乳素容易受到情绪、睡眠、食物等的影响，建议暖妹儿在充足睡眠后空腹来院，静坐半小时后接受采血检查。"

暖妹儿："医生，我的月经有时候很不规律，它要是一直不来，那我就没法过来检查性激素啦？"

医生："如果一直不来月经，我们恰恰可以通过当时的性激素检查结果，结合B超及血或者尿中人绒毛膜促性腺激素检查结果来明确为什么不来月经。"

暖妹儿和金哥："好的，谢谢医生，这下我们终于知道性激素为什么要月经期检查啦！"

（四川省妇幼保健院生殖中心　吴洋）

一个羞羞的问题——想怀孕，如何"啪啪"才好？

"你们打算什么时候要孩子？"

"国家都开放三胎了，你们都还不生？"

"趁着你妈现在还有精力带孩子，你们要抓紧啊！"

"我今天看到王大爷带着他孙儿赶集，娃娃嘴巴甜得很、乖得很……"

"大侄女，我红包都给你准备好了，准备起哦！"

"想不通，你们养狗都这么上心，怎么不干脆养个人嘛……"

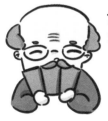

大红包都准备好了！

经过一个阖家团圆、喜气洋洋的春节，暖妹儿和金哥切身感受到了来自父母亲朋的关心（轰炸式催生），从直抒胸臆到旁敲侧击，差一点就到"指桑骂槐"，小两口坐不住了，在经过了 1 周的挣扎后，准备把"要孩子"提上议事日程。

暖妹儿和金哥都是急性子，做任何事都讲究效率，在"要孩子"这件事上也不含糊，何况今年不解决，明年春节回去父母脸色估计不那么好看了。

金哥："暖妹儿，你闺蜜都生两个娃了，你悄悄问问她怀孕诀窍吧。"

暖妹儿："哎呀，这个事情怎么好开口嘛，网上查一下。"

网上一查，小两口倒抽一口凉气，各种"妖魔鬼怪"一通乱舞，信谁？算了，还是到省妇幼生殖中心咨询一下专业医生吧。

暖妹儿和金哥："医生，我们想问问，要想提高怀孕成功率，怎么安排'啪啪'的次数？"

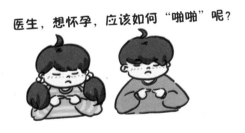

医生："女性排卵前 5 天至排卵后 1 天，即每月有 6 天属于'易受孕期'，在这 6 天的任意一天'啪啪'均有怀孕的希望，排卵前 1～2 天'啪啪'怀孕的概率最高。所以每周 2～3 次'啪啪'就不会错过'易受孕期'，不需要太刻意。提醒一下，长期只在排卵期"啪啪"可能会导致男女双方性功能障碍。"

暖妹儿："需要到医院监测排卵吗？"

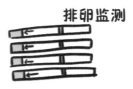

医生："如果月经规律（周期 21 ～ 35 天、经期不超过 7 天），一般排卵正常，不需要监测。如果月经不规律，可以到我们科就诊，有专业医生指导。"

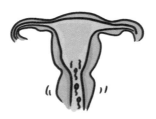

暖妹儿："医生，我闺蜜备孕 1 个月就成功了，我们也想一次成功，有没有妙招？"

医生："放轻松、放轻松、放轻松就对了！一对夫妇备孕 1 年的怀孕成功率在 82% ～ 92%。所以如果年轻的夫妇（小于等于 35 岁）备孕 1 年怀不上，才需要到医院就诊。"

医生讲解的几个要点暖妹儿和金哥都理解了。春天到了，正是播种的好时节，剩下来的就是"时间、等待、机缘"了。

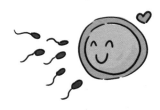

参考文献

［1］Wilcox A J, Weinberg C R, Baird D D. Timing of sexual intercourse in relation to ovulation. Effects on the probability of conception, survival of the pregnancy, and sex of the baby［J］. N Engl J Med, 1995, 333（23）: 1517−1521.

［2］Read J. Sexual problems associated with infertility, pregnancy, and ageing［J］. BMJ, 2004, 329（7465）: 559−561.

［3］Slama R, Hansen O K, Ducot B, et al. Estimation of the frequency of involuntary infertility on a nation−wide basis［J］. Hum Reprod, 2012, 27（5）: 1489−14598.

［4］Wang X, Chen C, Wang L, et al. Conception, early pregnancy loss, and time to clinical pregnancy: a population−based prospective study［J］. Fertil Steril, 2003, 79（3）: 577−584.

（四川省妇幼保健院生殖中心　李蓉）

想怀孕，"啪啪"后需要抬高臀部吗？

春暖花开，万物复苏的季节里，门诊迎来了备孕咨询的小高峰，路过人群时，不免听到各种各样的备孕"小偏方"，诸如"啪啪"后抬高臀部有助于受孕，多吃蜂蜜能改善卵巢功能等。暖妹儿和金哥听着大家议论，也来到诊室询问。那我们就来说说"啪啪"后抬高臀部的话题。

之所以有"啪啪"后需要抬高臀部的想法，可能是考虑到精液的流失及后位子宫的影响。

首先，从解剖结构来看，女性的子宫位置有前位、中位、后位，前位子宫占比居多，大多数女性子宫呈前倾前屈位。

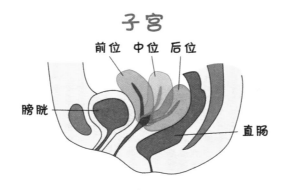

子宫

前位　中位　后位

膀胱

直肠

其次，精液中绝大部分是精浆及前列腺液，所以积聚在阴道后穹窿的其实也是这些液体。"啪啪"时，包含上亿精子的精液进入阴道，随后精子从精浆中游出，因精子特殊的"蝌蚪状"外形，可利用其头部的摆动及尾部鞭打运动穿越宫颈、宫腔、输卵管峡部，最后抵达输卵管受精部位和卵子相遇。

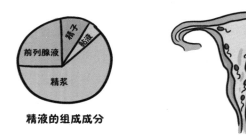

精液的组成成分

总而言之，在精液进入阴道后，精子已经分布在阴道的各个角落了，子宫位置的不同并不会影响精子进入宫颈的机会，而且就算自我感觉"精液"流失，其实也只是流出的精浆。类似鲤鱼跳龙门，是鲤鱼主动去寻找和穿透，是一个主动的过程。

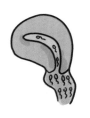
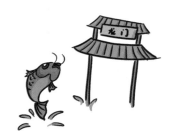

其实在受精过程中，精子本身的质量（包括浓度、活力、畸形率等）、宫颈的情况、输卵管通畅度等才是真正影响精子和卵子结合的重要因素，而非子宫位置或者"啪啪"后抬高臀部这些举措。当然，如果觉得抬高臀部会使你心理上得到安慰，也可以继续，毕竟，心理因素也会影响受孕。

参考文献

［1］陈子江. 生殖内分泌学［M］. 北京：人民卫生出版社，2016.

［2］黄荷凤. 实用人类辅助生殖技术［M］. 北京：人民卫生出版社，2018.

（四川省妇幼保健院生殖中心　孔旭梅）

跳绳能帮助排卵吗？

医生："结合你的卵泡大小及血激素情况，你可能在今明两天排卵。"

暖妹儿："那我一会儿回去就跳跳绳。"

医生："跳绳？"

金哥："对呀，不是说跳绳有助于排卵吗？"

医生："啊？谁说的？"

暖妹儿："难道不是吗？我连续跳了几个月了……"

跳绳真的有助于排卵吗？我们首先得看看卵泡的发育及排出情况。

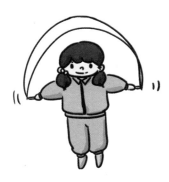

卵泡根据发育阶段分为始基卵泡、窦前卵泡、窦状卵

泡、排卵前卵泡。女性每月通常形成 1 枚成熟卵泡，直径
18 ～ 23mm，当然，卵泡大小并非评判卵子成熟度的标准。

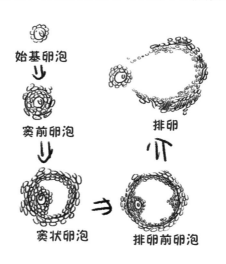

学霸阅读版：

　　在排卵前，体内多种激素相互作用，如黄体生成素、促卵
泡生成素，它们会形成一个峰值，然后协同孕酮激活卵泡液内蛋
白溶酶活性，溶解卵泡壁隆起部位的胶原形成排卵孔，卵子由此
排出。排卵前卵泡液中的前列腺素显著增加，其可促进卵泡壁释
放蛋白溶酶，并促使卵巢内平滑肌收缩，有助于排卵。

简单版本：

　　排卵其实就是在体内多种激素、炎性因子等相互作用下的一
种无压力排出过程，无需外力。内在条件具备了，就算你躺着不

动，卵子也会自然排出，这就好比花儿的自然绽放是因为时机成熟，而不是人为撕开花苞。而且卵巢位于盆腔深部，需妇科检查方可扪及，普通增加腹压的行为对它可谓毫无影响，所以仰卧起坐、按压肚子等行为也是徒劳无功的。围排卵期的剧烈运动反而会导致卵巢蒂扭转、黄体破裂等的风险增高。

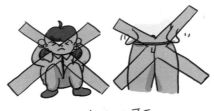

外力不可取

听完医生的科普，暖妹儿和金哥瞬间清醒，明白了"世间人本不能只听世间话"，还得尊重科学呀！

参考文献

［1］陈子江. 生殖内分泌学［M］. 北京：人民卫生出版社，2016.

［2］黄荷凤. 实用人类辅助生殖技术［M］. 北京：人民卫生出版社，2018.

［3］谢幸，孔北华，段涛. 妇产科学［M］. 9版. 北京：人民卫生出版社，2018.

（四川省妇幼保健院生殖中心　孔旭梅）

备孕期需要监测排卵吗?

暖妹儿和金哥咨询了医生后，回家试了 2 个月还是没有成功怀孕。

心急火燎的"母上大人"按捺不住了，电话又打来了："暖妹儿，和我一起跳广场舞的张阿姨的女儿怀上了！她就是到医院监测了排卵怀上的……"

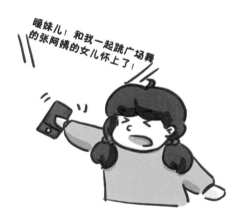

暖妹儿："哎呀，亲爱的妈妈，医生都说了我现在不用监测排卵。"

"母上大人"："更精确一点有什么不好嘛，现在提倡优生优育，做个B超看看卵泡大不大、圆不圆，到时候选个最乖的卵泡生个最聪明的娃娃……"

暖妹儿："妈妈，好的，知道啦。那个，我领导打电话找我了，改天再聊。"

机智的暖妹儿赶紧找借口终结了通话，长舒一口气……但是张阿姨的女儿怀上了这件事多少激起了暖妹儿的胜负心。真的这么有用吗？还是到省妇幼生殖中心再咨询一下吧。

医生："精卵结合需要缘分，如果一味迷信或者依赖技术，却忽略其他的重要因素，比如放松的心态、良好的情绪、合理的预期等，只会增加自己的焦虑情绪。监测排卵虽然是很重要的治疗不孕的医疗措施，但并不是每个备孕的人都需要。哪些人需要监测？如何科学解读监测结果？如何更好地选择"啪啪"时间？下面就大家关心的问题一一作答。"

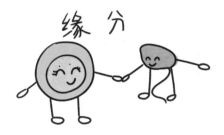

暖妹儿："我2个月时间没有怀上，是不是应该监测排卵？"

医生："备孕到受孕需要一定的时间，一对夫妇备孕1年的怀孕成功率是82%～92%。对于年轻的夫妇，不用因为几个月备孕未果而太过紧张，注意采取健康的生活方式，比如戒烟戒酒、健康饮食、适量运动，保持乐观的心态积极备孕即可。"

暖妹儿："哪些人群需要监测排卵呢？"

医生："月经紊乱的人群、不孕的人群（小于等于 35 岁备孕 1 年未孕、大于 35 岁备孕 6 个月未孕）。"

暖妹儿："除了做 B 超，还有哪些方式可以监测排卵？"

医生："一是观察月经，月经是排卵是否正常的'晴雨表'，月经规律（周期 21 ~ 35 天、经期不超过 7 天）的人群绝大部分排卵是正常的。二是观察阴道分泌物，'似胶水样'改变是排卵的信号。三是使用排卵试纸，阳性往往提示处于围排卵期。四是使用基础体温表，从月经期开始每天早上测基础体温（早上醒来后不说话、不走动，水银体温计置于舌下 5 分钟），将 1 个月的体温连起来，如果体温呈双相（每个周期后半段体温升高约 0.3℃、持续 12 ~ 14 天），说明有排卵。五是下次月经前 5 ~ 7 天测雌二醇和孕酮，升高提示有排卵。"

暖妹儿："排卵试纸一直测不到阳性，是不是没有排卵？"

医生："不一定，黄体生成素的峰值持续时间比较短，可能没有测准时间。"

暖妹儿："我卵泡不圆、张力不好，是不是卵子质量不好？"

医生："通过超声只能看到卵泡而看不到卵子，就像只能看到池塘而看不到里面的鱼。通过卵泡的大小、形态不能判断卵子的质量，只有做试管婴儿时把卵子取出来，在显微镜下才能初步从形态学上判断卵子的质量。所以不要放弃每次可能怀孕的机会，你怎么知道哪片天空会下雨？"

暖妹儿："我这次是右侧卵巢排卵，但是我右侧输卵管阻塞，是不是没有机会了？"

医生："一样可以试孕。一般来讲，同侧卵巢排卵、同侧输卵管捡拾到卵子的机会大一些，但卵子是排到盆腔里面，对侧输卵管通过伞端蠕动、纤毛运动也一样有捡拾到卵子的机会，通过这种方式怀上的例子临床上不时都会碰到。一句话——'不抛弃，不放弃'。"

暖妹儿："医生，听说子宫后位会影响怀孕？"

医生："不影响。韧带筋膜和肌肉决定子宫的位置，前位、后位或中位指做妇科检查时宫体和宫颈的相对位置。不同的子宫位置，在人群中呈正态分布。"

医生最后说："不论日常听谁说，一定要有依据，而依据不是来自个人经验，不是来自老辈人，更不是来自道听途说，依据指的是根据大量研究证明的循证医学证据。因此，自己拿不定主意，又或者特别焦虑的时候，应到正规医院寻求专业医生的帮助，听从专业医生的建议。另外，平时可以阅读可靠的科普文章，多多储备正确的知识，用知识武装和保护自己。"

参考文献

［1］Stanford J B，White G L，Hatasaka H. Timing intercourse to achieve pregnancy：current evidence［J］. Obstet Gynecol，2002，100（6）：1333-1341.

［2］McGovern P G，Myers E R，Silva S，et al. Absence of secretory endometrium after false-positive home urine luteinizing hormone testing［J］. Fertil Steril，2004，82（5）：1273-1277.

［3］Grimes D A，Gallo M F，Grigorieva V，et al. Fertility awareness-based methods for contraception［J］. Cochrane Database Syst Rev，2004，2004（4）：CD004860.

［4］Slama R，Hansen O K，Ducot B，et al. Estimation of the frequency of involuntary infertility on a nation-wide basis［J］. Hum Reprod，2012，27（5）：1489-1498.

［5］Wang X，Chen C，Wang L，et al. Conception，early pregnancy loss，and time to clinical pregnancy：a population-based prospective study［J］. Fertil Steril，2003，79（3）：577-558.

（四川省妇幼保健院生殖中心　李蓉）

想怀双胞胎，可以吃促排卵药吗？

暖妹儿咨询了关于监测排卵的问题，给"母上大人"汇报后没消停两天，"母上大人"又不停地打来电话："暖妹儿，隔壁王阿姨的女儿前几天生了一对龙凤胎，太可爱了，怀一次孕搞定两个娃娃，太棒了！听说就是吃了排卵的药怀的，你们也去医院问一下，最好怀个三胞胎，一次性解决问题。"

金哥："还有这种好事啊？相当于'买一送一'，这个可以有！"

暖妹儿："要怀你怀，我可不想怀双胞胎，同事生了双胞胎，肚子就像漏气的麻袋，妊娠纹很恐怖，以后穿不了露脐装。"

金哥："暖妹儿放心，我永远不会嫌弃你的。但如果真的能有一对双胞胎就好了，最好能是三胞胎，想想就美！"

相信金哥的想法能够引起很多人的共鸣，因为大街上双胞胎比美女的回头率还高，更不要提三胞胎了，一旦出现，必定会被一群人团团围住，看着个头甚至长相都一模一样的宝宝，羡慕啊羡慕。

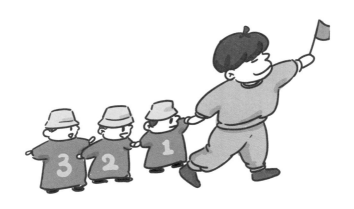

　　于是门诊常常会碰到很多夫妻两前来讨要怀双胞胎的"偏方"，或者直接要求通过促排卵试管婴儿生双胞胎。但实际的情况是即便做试管婴儿，单胚胎移植也已经成为趋势，追求单胎活产率、尽量降低双胞胎的发生率。为什么从优生的角度提倡单胎妊娠呢？

　　挤过高峰期地铁的人一定有切身体会，本来是一个人的位置，如果只站了一个人，可以安静优雅地当一会儿美男子，此刻再挤进一个人也算勉强能对付，但如果要再加一个人，或不停地再加一个人呢？那状况是不是让你分分钟想逃？

　　同样，在妈妈的子宫里面，多一个胎儿就少一点空间、少一些营养，流产、早产、生长受限、围产期死亡风险增加，还有其他更复杂、更危险的问题，比如"双胎输血综合征"。双胞胎共用胎盘，有互相交通的血管，类似于在一个碗里刨食，你争我抢，可能会出现一个胎儿水肿心衰、一个胎儿瘦小贫血。有的甚至共用羊膜囊，胎儿之间薄薄的羊膜阻隔也没有，就像短兵相接扭打在一起，脐带互相缠绕成麻花，胎儿猝死的风险非常高。

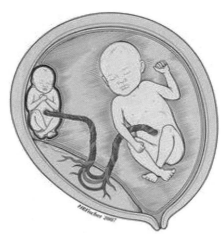

双胎输血综合征

对于妈妈来说，除了严重的孕吐、脚肿到无法穿鞋、孕晚期不能平躺，还有妊娠糖尿病、高血压、产后出血等各种并发症风险，终于熬到孩子出生，接踵而来的是婴儿夜哭、频繁进食和排便，加上缺乏照顾多个婴儿的经验、严重睡眠不足、抑郁焦虑、加重的经济负担，有时崩溃到分分钟想把孩子塞回去。

所以"想怀双胞胎"不是促排卵的医学指征，更不是做试管婴儿的指征。虽然现代生活节奏加快，在怀孕生子上大家也想"提高效率"，但"欲速则不达"，双胎妊娠母儿风险高，三胎或更高序列的妊娠，不管是胎儿还是妈妈，更是随时处于风雨飘摇之中。

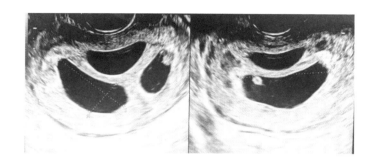

　　上图是省妇幼生殖中心减胎的一位妈妈的B超，因为在其他机构滥用促排卵药物，而且没有正规监测，当发现怀孕时已经是3胎"济济一堂"，小两口一脸愁容到省妇幼生殖中心寻求帮助。减胎虽有风险，但是若不减胎，势必"全军覆没"，这个妈妈减胎后结局良好，成功分娩一对健康的龙凤胎。

　　敲黑板，划重点啦！

　　总结：单胎妊娠对妈妈和胎儿是最安全的；促排卵药物的使用要有医学指征，且必须在医生的密切监测下使用，尽量降低双胎妊娠的发生率。一旦发现三胎及以上序列妊娠，尽早到医院就诊。减胎术虽然有一定的风险，但有时也是不得不采取的措施。

参考文献

　　[1] Palomaki G E, Chiu R W K, Pertile M D, et al. International

Society for Prenatal Diagnosis Position Statement: cell free（cf）DNA screening for Down syndrome in multiple pregnancies ［J］. Prenat Diagn, 2021, 41（10）: 1222−1232.

［2］Committee on Practice Bulletins−Obstetrics and the American Institute of Ultrasound in Medicine. Practice bulletin No. 175: ultrasound in pregnancy ［J］. Obstet Gynecol, 2016, 128（6）: e241−e256.

［3］Schiewe M C, Whitney J B, Anderson R E. Potential risk of monochorionic dizygotic twin blastocyst formation associated with early laser zona dissection of group cultured embryos ［J］. Fertil Steril, 2015, 103（2）: 417−421.

［4］Zou Z, Huang L, Lin S, et al. Unusual twinning: additional findings during prenatal diagnosis of twin zygosity by single nucleotide polymorphism（SNP）array ［J］. Prenat Diagn, 2018, 38（6）: 428−434.

［5］McNamara H C, Kane S C, Craig J M, et al. A review of the mechanisms and evidence for typical and atypical twinning ［J］. Am J Obstet Gynecol, 2016, 214（2）: 172−191.

（四川省妇幼保健院生殖中心　李蓉）

盆腔积液就是盆腔炎吗？

弟弟："暖妹儿，我向你咨询一件事情。我媳妇儿昨天去医院体检，B超单子上写的有盆腔积液，她焦虑得很，不知道怎么就有妇科病了，帮我问问该怎么治疗。"

暖妹儿："嗨呀，现在妇科病常见得很，盆腔积液就是盆腔炎，要抓紧去治疗。我马上帮你咨询这个事情，别耽误以后怀孕！"

于是，暖妹儿去省妇幼生殖中心咨询。

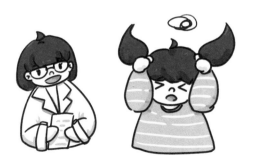

医生："暖妹儿，谁给你说的盆腔积液就是盆腔炎啊？盆腔炎不是一张B超单就可以确定的！还是喊人去正规医院就诊，医生检查了才知道。"

　　当从 B 超单上看到"盆腔积液"的字样时，很多女性担心自己是不是患上了盆腔炎，不知道该怎么治疗。其实，盆腔积液并没有想象的那么严重，不必慌张，很多情况下是生理性的，并不需要治疗。如果确实担心，建议到正规医疗机构就诊。

　　在解剖上，腹腔和盆腔其实是一个整体。女性盆腔的最低点称为子宫直肠陷窝，水往低处流，因此生理性或病理性原因产生的液体会集聚到这个最低点，而子宫直肠陷窝的容量很小，只要有少量的液体，B 超就可以在子宫直肠陷窝检测到有积液，并报告"盆腔积液"。

　　正常情况下，盆腔内少许浆液可起到润滑内脏的作用，腹膜分泌的液体流入子宫直肠陷窝就会形成"积液"。育龄女性每个月都会排卵，卵泡液会随着卵子一起排入盆腔，卵泡液集聚在子宫直肠陷窝也会形成"积液"。上述"积液"均是正常现象，无需特殊处理。

　　除上述生理原因，很多病理原因也可引起盆腔积液，如腹腔器官炎症渗出、盆腹腔器官破裂、卵巢过度刺激或妇科手术操作后、盆腹腔肿瘤、肝肾疾病、心力衰竭、免疫性疾病等。

　　那什么是盆腔炎呢？

　　盆腔炎是指女性上生殖道器官及其周围组织（子宫、输卵管、卵巢、宫旁组织及盆腔腹膜）发生的炎症，可能伴随着小腹疼痛下坠、腰酸、阴道分泌物增多，严重时出现高热、寒战、食欲下降等。

划重点：盆腔积液 ≠ 盆腔炎！

盆腔炎可能引起盆腔积液，但有盆腔积液不一定是盆腔炎。生理原因引起的盆腔积液一般量很少，不会引起特殊不适，可以自行吸收，无需特殊治疗。病理原因引起的盆腔积液往往量比较多，同时多伴有其他不适，需要去正规医院检查后再确定治疗方案。

参考文献

［1］郑丹慧，黄畅，郑建义.影响妇科超声检查出现可疑盆腔积液或附件囊肿的因素［J］.影像研究与医学应用，2021，5（1）：209-210.

［2］朱琳娜.阴道超声检查对宫外孕的临床诊断效果研究［J］.世界最新医学信息文摘，2019，19（92）：152.

［3］金今姬.探析妇科超声诊断盆腔积液的价值［J/OL］.实用妇科内分泌电子杂志，2019，6（12）：24，26.

［4］黄郁.体检报告盆腔积液，不要过于紧张［J］.江苏卫生保健，2022（1）：28.

（四川省妇幼保健院生殖中心　何丽冰）

多囊卵巢综合征是恋爱路上的绊脚石吗?

　　暖妹儿的一位朋友最近有动向了，和一个可爱的小妹妹谈起了恋爱，但是在他们分别交代了各自情感经历、工作经历、世界观、人生观、存款、贷款后，小妹妹郑重其事地告诉他一件事："你要考虑清楚，我有多囊卵巢综合征!"

　　朋友听了有点发懵，跑来向暖妹儿请教："我最近喜欢上了一个小妹妹，各方面都很合适，但她突然跟我说她有什么妇科病，要我慎重点，叫多囊、囊肿啥的，名字有点长，记不住。"

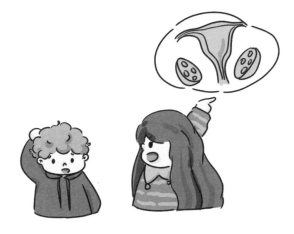

暖妹儿:"你这次真的上心了,恭喜'脱单'。不要有这么大的压力嘛,我有个闺蜜好像就是多囊,之前在省妇幼生殖中心看的,现在娃娃已经 2 岁了。现在医学这么发达,不要担心,能医好的。"

医生:"这个名字有点长的疾病就是多囊卵巢综合征,是妇科内分泌门诊极为常见的一种疾病,可以说如果今天出门诊没有碰到多囊卵巢综合征患者,那么一定上了一个'假的'内分泌门诊。这是常见病,治疗效果很好,但竟然成了这个小妹妹巨大的思想负担,谈恋爱时'坦白交代'让对方慎重考虑,看来大家对这个疾病的误解还不少,需要好好聊一聊。"

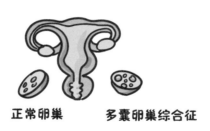

正常卵巢　　　多囊卵巢综合征

多囊卵巢综合征的主要表现是月经紊乱、月经稀发、闭经,常常伴有痤疮,嘴巴上长胡子,乳房上、脐下正中线、大腿根部、肛门周围长长毛,有的还表现为肥胖、不孕。到医院查 B 超提示每侧卵巢上小卵泡数量多于 12 个,抽血检查往往发现雄激素高、胰岛素高,甚至有的已经发展为糖尿病和高血脂,所以典型的多囊卵巢综合征被称为"偷去了女性特征的疾病"，对于爱美的女性真的是一件非常"残忍"的事情。

多囊卵巢综合征目前发病原因不清，可能与遗传、环境、代谢等有关。万幸的是，这个疾病的临床症状都可以治疗，包括大家最关心的不孕问题。但是有个很重要的前提，体重一定要控制住！归根到底就是管住嘴、迈开腿，坚持每天中等强度运动至少半小时。注意，走路和做家务不是运动，所谓中等强度，简单的标准就是出汗，运动中可以说话但唱不了歌，运动后心率在 140 次/分钟左右，如慢跑、健身走、游泳等。

经过减重、内分泌调节正常后就可以进行门诊促排卵治疗，大多数多囊卵巢综合征患者都可以怀孕，剩下的一小部分患者通过人工授精、试管婴儿也可以实现当妈妈的心愿。叮嘱一句，当了妈妈后也要定期来看医生，继续调节月经，检查血糖、血脂、胰岛素，预防将来的心血管疾病，降低子宫内膜癌的发生风险。

所以多囊卵巢综合征完全不会成为恋爱路上的绊脚石，放轻松，好好享受恋爱吧！

参考文献

［1］Teede H J，Misso M L，Costello M F，et al. Recommendations from the international evidence-based guideline for the assessment and management of polycystic ovary syndrome［J］. Fertil Steril，2018，110

（3）：364-379.

［2］Lin A W, Bergomi E J, Dollahite J S, et al. Trust in physicians and medical experience beliefs differ between women with and without polycystic ovary syndrome［J］. J Endocr Soc, 2018, 2（9）：1001-1009.

［3］Martin K A, Anderson R R, Chang R J, et al. Evaluation and treatment of hirsutism in premenopausal women：an endocrine society clinical practice guideline［J］. J Clin Endocrinol Metab, 2018, 103（4）：1233-1257.

（四川省妇幼保健院生殖中心　李蓉）

月经紊乱是一种病吗？

　　暖妹儿和闺蜜准备利用公休去海边度假，万事俱备后暖妹儿忽然想起一件很重要的事情，掐指一算，哎呀！那几天正好就是"大姨妈"来访的日子。

　　闺蜜悻悻地看着她："你的'大姨妈'这么规律，还算得出时间，我的'大姨妈'任性得很，啥时候来啥时候走完全不知道，经常打我一个措手不及。"

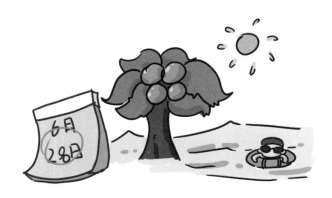

　　很多女性朋友估计都有类似的经历，对"大姨妈"可谓爱恨交加——怕它不来，又怕它乱来；来了麻烦，不来更麻烦。如果"大姨妈"不按套路出牌，不禁令人担心。

一、你真的是月经紊乱吗？

正常月经表现如下。

1.周期（指这次来月经的第一天到下次来月经的第一天的间隔时间）：21～35天。

2.经期：不超过7天。

3.规律（每次来月经的时间误差）：不超过7天。

4.月经量：5～80mL。

二、周期、经期我们可以通过时间掌握，那对于月经量怎么判断呢？

由于月经量很难标准量化，所以正常月经量的临床定义是主观性的，通常指不影响女性生理、情绪和（或）生活质量的出血量。月经量如何量化，可参考以下表现。

1.月经量少：主要表现是月经血呈点滴状，通常和病理变化有关，如宫颈狭窄、宫腔粘连。

2.月经量多：表现为经期大部分时间里每2小时需要更换经血浸透的卫生巾/卫生棉、经期排出大血块、需要夜间更换卫生巾/卫生棉、出现缺铁性贫血。

三、吃冰激凌会导致月经紊乱吗？

不会。目前没有证据表明吃凉食、喝冷饮会导致月经紊乱。

至于是什么原因导致月经紊乱，国际妇产科联盟根据首字母缩略词，将月经紊乱的病因归纳为PALM-COEIN。

P：子宫内膜息肉。

A：子宫腺肌病。

L：子宫肌瘤。

M：恶性肿瘤和子宫内膜增生。

C：凝血病。

O：排卵功能障碍。

E：子宫内膜病变。

I：医源性因素。

N：未分类的疾病。

四、月经紊乱会带来哪些危害？会影响怀孕吗？

慢性大量或长期的子宫出血会导致贫血，影响日常生活。

另外，我们应该知道，月经紊乱是一种症状表现，而不是病因。只有排查出导致月经紊乱的根本原因，才能明确它的危害性。如果月经紊乱是由长期排卵功能障碍和子宫内膜异常增生引起的，那么子宫内膜癌的发生风险将增加。

在这些病因里，凡是影响女性正常排卵、输卵管通畅度、子宫内膜着床环境的，均可能导致不孕，如黏膜下子宫肌瘤、多发性子宫内膜息肉、子宫腺肌病、排卵功能障碍等。

五、什么情况下应该及时就诊？

1. 经期过长（持续大于等于8天）。

2.月经量过多（大于80 mL，具体参考上文描述）。

3.月经不规律。

4.非经期阴道出血。

5.剧烈痛经。

6.有以上任一症状且难以怀孕。

7.有以上任一症状且体内铁水平偏低（表现为无力、疲倦、头痛、运动时呼吸困难/心率过快）。

8.绝经（至少1年没来月经）后发生阴道出血。

六、月经紊乱怎么办？

如果你的月经不属于正常月经，需要及时到医院就诊，一般步骤如下。

第一步：有性生活的女性，首先排除怀孕的可能性。

第二步：如果没有怀孕，则按照PALM-COEIN排除相关疾病，探查有无特殊药物服用史（如紧急避孕药），有无安置宫内节育器，有无体重突然增减、过度运动、心理应激等因素。

第三步：排除以上因素后，需要做的检查包括盆腔超声（最好是腔内超声）、宫颈病变检查，激素、甲状腺功能、血常规、凝血功能检查，必要时做子宫内膜活检。

第四步：根据检查结果制定诊疗策略，长期管理。

七、日常生活中如何预防月经紊乱？

1. 调节生活：过度紧张焦虑、体重突然增减、生活作息改变等均会影响控制月经的中枢——下丘脑。所以，日常生活中尽量注意作息规律，情绪稳定，循序渐进地减重。

2. 合理用药：紧急避孕药、长效避孕药等可能会影响月经，若选择药物避孕，首选短效避孕药。

3. 定期体检：女性需要常规行妇科检查、宫颈癌筛查，若妇科检查扪及子宫增大或附件包块，或不能排除子宫内膜异常导致的出血，需要做盆腔超声以及时发现子宫的器质性病变。

参考文献

[1] Fraser I S, Critchley H O, Munro M G, et al. A process designed to lead to international agreement on terminologies and definitions used to describe abnormalities of menstrual bleeding [J]. Fertil Steril, 2007, 87（3）: 466-476.

[2] Harlow S D, Lin X, Ho M J. Analysis of menstrual diary data across the reproductive life span applicability of the bipartite model approach and the importance of within-woman variance [J]. J Clin Epidemiol, 2000, 53（7）: 722-733.

[3] National Collaborating Centre for Women's and Children's Health（United Kingdom）. Heavy menstrual bleeding [R]. London: NICE Clinical Guidelines, 2007.

[4] Haththotuwa R, Goonewardene M, Desai S, et al.

Management of abnormal uterine bleeding in low-and high-resource settings: consideration of cultural issues [J]. Semin Reprod Med, 2011, 29 (5): 446-458.

（四川省妇幼保健院生殖中心　李蓉）

你的"土壤"达标了吗？

春暖花开，一年中播种的季节来到了，但是这个月暖妹儿的"大姨妈"依然如期而至，她叹息着这个月又"黄"了。

暖妹儿："是不是我的'土壤'太贫瘠，不能让'种子'生根发芽？"

金哥："你一天天就在家里想东想西自己吓自己。"

暖妹儿："别人说内膜越厚越好，不知道到底得多厚才够，需不需要检查一下？"

金哥："省妇幼生殖中心开通了网上咨询，你先网上问一下吧。"

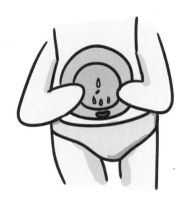

医生："子宫内膜厚度在 1 个月中是动态变化的，成功怀孕的确与子宫内膜有密切关联，但内膜厚度到底多少最适合怀孕，或者说多厚是太厚、多薄是太薄，其实并没有统一的定论。"

如果各位读者有耐心，可以阅读以下文字（来日方长，技多不压身）。如果比较性急，可以直接跳到最后一段看总结陈词。

一、什么是子宫内膜？

子宫内膜从形态学上分为基底层和功能层。子宫内膜功能层就是胚胎植入的部位，受卵巢激素周期性变化的调节。子宫内膜基底层靠近子宫肌层，不受卵巢激素周期性变化的影响，不发生脱落，在月经后会再生并修复子宫内膜创面，重新形成子宫内膜功能层。

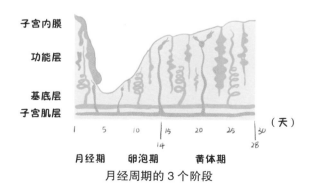

月经周期的 3 个阶段

子宫内膜的厚度不能一概而论，在月经周期的不同阶段，子宫内膜厚度是不一样的。

按照子宫内膜的组织学变化，月经周期分为月经期、增生期和分泌期（以一个正常月经周期28天为例）。

1. 月经期：月经周期第1～4天。月经期子宫内膜功能层剥脱，子宫内膜厚度最薄，为1～4mm。

2. 增生期：月经周期的第5～14天。子宫内膜在雌激素作用下出现增生性变化，此时子宫内膜厚度在8～12mm。

3. 分泌期：月经周期第15～28天，又称黄体期。此时卵巢已排卵，黄体形成。子宫内膜在雌激素、孕激素共同作用下进一步增厚，为10～14mm。

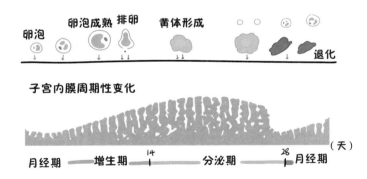

卵巢周期性变化

卵泡　卵泡成熟　排卵　黄体形成　退化

子宫内膜周期性变化

（天）

月经期　增生期　14　分泌期　28　月经期

二、到底多厚的子宫内膜比较容易受孕呢？

子宫内膜过薄或者过厚都不利于受孕。一般来说，子宫内膜厚度在8mm以下时，妊娠率会相对下降，但并不绝对。除子宫内膜厚度影响胚胎着床外，其血流、容受性均是影响因素，所以也不乏内膜厚度只有 3 ～ 4mm 成功妊娠分娩的例子。

目前临床上并没有绝对指标，即子宫内膜多薄就绝对无法妊娠。但一般胚胎着床期内膜厚度达 8mm 时，妊娠率会升高；内膜厚度达 14mm 时，胚胎着床率下降或生化妊娠率相对升高。但是仅凭超声检查，我们无法量化子宫内膜的功能。

总结陈词：

一次成功的妊娠需要高质量的胚胎、容受性佳（接受度好）的子宫内膜以及良好的内分泌环境（天时、地利、人和）。子宫内膜厚度是动态变化的，对于合适的内膜着床厚度目前临床上并没有绝对指标。一般认为在胚胎着床期内膜厚度≥8mm时，妊娠率会升高，但并不绝对！需要注意，若多次超声检查提示内膜回声不均匀、欠连续，需要及时到医院就诊。

参考文献

［1］谢幸，孔北华，段涛. 妇产科学［M］.9版. 北京：人民卫生出版社，2018.

［2］Annemieke K，Smit J G，Torrance H L，et al. Endometrial thickness and pregnancy rates after IVF: a systematic review and meta-analysis［J］. Hum Reprod Update，2014（4）：530.

［3］Momeni M，Kovanci E，Rahbar M. A meta-analysis of the relationship between endometrial thickness and outcome of in vitro fertilization cycles［J］. J Hum Reprod Sci，2011，4（3）：130.

（四川省妇幼保健院生殖中心 孔旭梅）

拍了X片或者CT后，宝宝能要吗？

晚饭后暖妹儿刚想刷会儿手机，闺蜜打来电话，还没说话就哭起来了："怎么办，暖妹儿，我怀孕了。"

暖妹儿："比我还快，好事情你为啥哭？"

闺蜜："这个月入职体检我做了一个胸部CT，完全没想到这个月就怀上了。听说CT辐射大，生的娃儿容易畸形……"

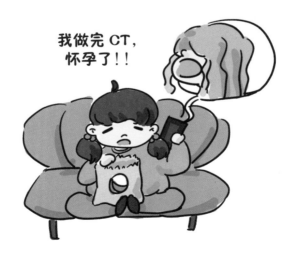

暖妹儿："莫哭，不急，你不要自己吓自己，还是咨询一下省妇幼生殖中心的医生吧。"

医生："胚胎和胎儿对辐射暴露敏感，大剂量的辐射可能会导致成人或胎儿白血病或各种类型的肿瘤，所以大家对于备孕期或孕期女性接受放射性检查有一种根深蒂固的恐惧，但其实我们平常接触的大多是诊断剂量的辐射，并没有大家想象的可怕。"

一、诊断性放射性检查是否会导致不孕？

虽然人体生殖腺是放射线敏感器官，但导致生殖腺永久损伤的阈值男性是 3500～6000mGy、女性是 2500～6000mGy，在所有诊断性放射性检查（拍X片和CT）中，CT的辐射剂量更大，即便是辐射剂量最大的盆腔CT，单次平均暴露剂量为 25mGy、单次最大暴露剂量为 79mGy，远远低于生殖腺损伤剂量，所以一般认为诊断性放射性检查对生殖腺的影响微乎其微。

二、接受放射性检查后发现怀孕了怎么办？

患者在做放射性检查时并不知道自己怀孕，之后发现怀孕，应由有经验的医学物理学家/辐射安全专家进行风险估计。一般风险与怀孕的时间以及辐射剂量有关。放射性检查在排卵后3周内进行，对胚胎的影响小，致畸的风险极低。孕25周内胎儿中枢神经系统对辐射特别敏感，其中孕8～15周敏感性最高，孕25周后胎儿中枢神经系统对辐射有较强的抵抗力。辐射剂量小于100mGy时，对胎儿的影响小，当辐射剂量大于100 mGy时可能导致智力下降，当辐射剂量大于500 mGy可能会有严重的胎儿损伤，当辐射剂量大于1000 mGy时极有可能导致严重的智力受损。

即便是辐射剂量最大的盆腔CT，单次最大暴露剂量也远小于100 mGy，所以不建议轻易终止妊娠。若有顾虑，可以咨询医生。

三、备孕期女性进行放射性检查的"安全"时间

对于进行放射性检查后怀孕的时间，国际辐射防护委员会推荐"28天原则"：正常月经周期的育龄女性在月经周期内均可以进行放射性检查，若月经延后（周期超过28天）需排除妊娠。月经紊乱的女性行下腹部CT、盆腔CT或钡剂灌肠等高剂量放射性检查时，保守的方法是"10天原则"，即月经周期的第1天至第10天都可以进行检查。不管是月经规律还是紊乱的女性，只要排除妊娠，均可行放射性检查，检查后均可按计划备孕。

四、孕期女性能否进行胸部/四肢放射性检查、心脏介入治疗？

可以的！

只要有明确的医学指征，评估不治疗的风险远大于辐射暴露的风险即可进行。建议以优化的程序开展检查以尽量减少对胎儿的辐射暴露，比如将X线束的范围限制在临床所需

的范围内、使主光束的方向尽可能远离胎儿、缩短曝光时间、在不影响手术效果的情况下使用铅围裙。

　　综上，卵妹儿的闺蜜是在排卵后的 3 周内进行的放射性检查，而且胸部CT的辐射剂量远小于 100mGy，目前认为对胎儿影响小，不必因此终止妊娠。

参考文献

American College of Obstetricians and Gynecologists' Committee on Obstetric Practice. Committee opinion No. 656: guidelines for diagnostic imaging during pregnancy and lactation［J］. Obstet Gynecol，2016，127（2）：e75-e80.

　　　　　　　　　（四川省妇幼保健院生殖中心　李蓉）

精液质量好不好，可以自己在家判断吗？

自从知道省妇幼生殖中心开通了网上问诊平台，暖妹儿和金哥觉得实在是太方便了，有一些"男言之隐"的问题也可以在上面通过文字或者语音的形式与专家一对一沟通。

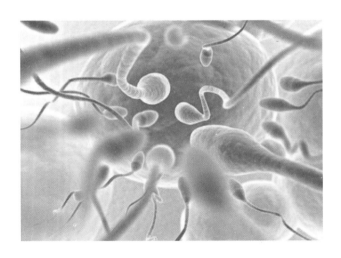

暖妹儿："医生，我老公的精液颜色发黄，是不是有什么问题啊？"

金哥："医生，为啥我的精液量看着特别少？还有，我的精液总有一种很腥的味道，是不是有炎症啊？"

　　暖妹儿和金哥困惑的问题，也是平时小夫妻最常问到的问题。的确，一直以来谈到怀孕，人们很自然会把注意力放在女性身上，但事实上，在"造人"这件事上，男性也顶半边天，正所谓"巧妇难为无米之炊"。

　　近年来，我国不孕不育的人数越来越多，有报道指出，我国不孕不育患者已超 4000 万，占育龄人口的 12.5%。而不孕不育因素中，男性因素占 40% ～ 50%。不论是年轻的夫妻还是渴望生育二胎甚至三胎的大龄夫妻，在精液检查中有不少都存在问题。

　　那么，男性又该如何保养，如何判断精液质量呢?

　　别急，今天医生教你"望、闻、问、切"，在家就能判断你的精液质量好不好。

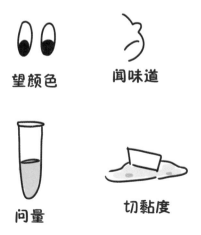

望颜色　　　　闻味道

问量　　　　切黏度

一、望颜色

正常精液是灰白色或淡黄色。

精液正常情况下多为灰白色，如果有些男同胞，没有在合适的时间释放自己，精液就会发黄，因为睾丸就跟一个加工车间一样，24 小时不停歇地产生精子，若长时间得不到排泄，精子就会老化凋亡，在这个过程中精液就会慢慢变黄。这属于正常的生理现象，不必过于担心。

红色说明有血精。

如果出现红色的精液或精液中夹杂血丝，则为血精。多考虑生殖道炎症或者慢性出血，常见为精囊炎或者前列腺炎，建议要及时到医院就诊。

二、闻味道

正常精液有像栗子花味儿的腥味。

正常精液的气味确实有一定的腥味，就像栗子花的味道（求知欲强者可自行尝试）。

三、问量

人类正常一次射精量在 $1.5 \sim 8.0 mL$，太少则不利于精子闯过重重关卡。那是越多越好吗？其实也不是，量太多，则精液浓度被稀释，还没等进入体内就流出来了，也不利于受孕。很多小伙伴对几毫升没概念，下图供大家参考自测。

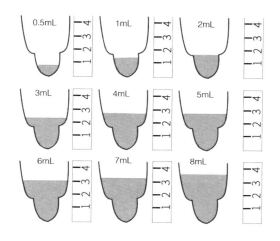

四、切黏度

细心的小伙伴可能已经发现，刚排出的精液是有点像果冻一样的凝胶状，大概15分钟，最长不超过60分钟，就变成稀薄的液体，这个叫作精液液化。精液液化后，精子才能够充分活动，才能向体内游动，这是正常受孕很重要的一个过程。临床上有一个疾病叫作精液不液化，是会影响受孕的，需要及时就医。

言归正传，精液液化后，我们还要评估精液黏稠度，可以在家用细针挑起来看一下，如果拉起的长度超过2cm，则为不正常的黏稠度，需要及时就医。

如果你觉得经过上述"望、闻、问、切"还是不能判断自己的精液质量，欢迎到省妇幼生殖中心，跟医生来一场男人之间的谈话，让你从此不再有"男言之隐"。

参考文献

［1］宋春生，陈志威，赵家有. 《EAU男性不育症指南（2017年版）》精索静脉曲张性不育症解读［J］. 中国性科学，2017，26（6）：97-101.

［2］陈振文，谷龙杰. 精液分析标准化和精液质量评估——《WHO人类精液检查与处理实验室手册》（第5版）出版［J］. 中国计划生育学杂志，2012，20（1）：58-62.

（四川省妇幼保健院生殖中心　支伟伟）

如何解读染色体报告？

最近一段时间总有患者来咨询染色体检查到底是什么，不查行不行？

这不，老朋友金哥、暖妹儿又来了。

暖妹儿："医生，快给我老公看看，我老公变异了！"

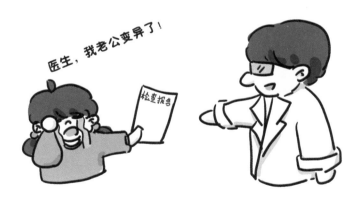

金哥："是呀，医生，我怎么好好的突然就变异了呢？我家父母兄弟姐妹也没有谁有问题呀？我们上网查了，说这个就是染色体变异。"

医生："你们先别慌，我先来看看到底是怎么了。"

搞了半天，原来是金哥的染色体报告提示为"46，XY，

inv（9）（p12q13）"。

那到底什么是染色体？什么样的结果是正常的呢？男女性的结果是不是一样呢？今天医生就给你们彻底讲清楚。

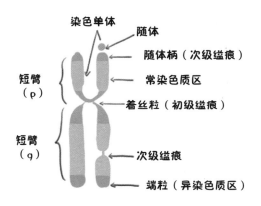

其实染色体简单理解就是我们的遗传物质，一半来自父亲，一半来自母亲，这就是为什么我们会长得像父亲或者母亲。

不同的物种染色体数目是不相同的。人的染色体是46条，大猩猩染色体是48条，鸡染色体是70条。一般情况下，各种生物的染色体数目和形态是恒定的，染色体是物种的标志，同一物种染色体数目相同，其中一对染色体（我们称之为"性染色体"）决定生物体的性别，即存在雌性生物与雄性生物染色体形态差异。所以男女的性染色体也是不同的。

当然，如果染色体数目或结构发生异常就会引起一系列染色体病，我们称之为染色体畸变。染色体病可能会导致智

力障碍或发育畸形、不良孕产史、性分化异常等。众所周知
的唐氏综合征，又叫21-三体综合征，就是由于多了1条21
号染色体。所以染色体检查是非常有必要的。

那哪些人需要完善染色体检查呢？

1．进行试管婴儿前。

2．夫妻双方或一方有遗传性疾病家族史。

3．有不良孕产史，如复发性流产、死胎、胎儿畸形、曾
生育染色体异常小孩等。

4 男性不育患者，如重度少弱畸精子症或无精症。此类
患者除了进行常规染色体检查外，还要完善Y染色体缺失的
检查。

5．夫妻双方或一方不明原因生长迟缓、智力障碍、异常
面容、多发畸形等。

6．女性不明原因闭经、性征发育不良、卵巢功能早衰。

7．接触过有害物质，如辐射、化学药物、病毒等可能引
起染色体断裂、畸变，可引起相应的疾病。

那什么是染色体核型分析？

染色体核型分析就是大家口中的染色体检查。原理有
点复杂，简单来说就是将某个人的染色体如下图一样"排排
坐"，以"拍照"的形式来进行快照记录并分析。

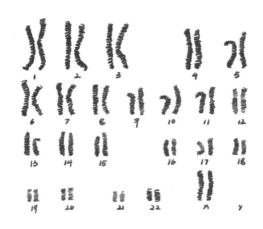

人类正常染色体核型：

正常男性染色体核型为 46，XY。

正常女性染色体核型为 46，XX。

如果你的报告单显示为以上两种结果，且染色体核型与性别相符，那么恭喜你，你的染色体是完全正常的。

染色体多态性：像金哥这样认为是"变异"了的染色体报告又是怎么回事呢？其实就是染色体多态性。可以通俗理解为：有的人眼睛大，有的人眼睛小，有的人鼻梁高，有的人鼻梁低，只是形态不同而已，一般不会引起很大的问题。

学霸阅读版：

　　染色体多态性是指不同个体之间染色体结构和染色的着色强度存在恒定但属非病理性的细小差别，如 qh+/−、ps+/−、cenh+、inv（9）（p12q13）等为常见多态性形式。有文献报道染色体多态性会引发习惯性流产或少弱畸精子症。但在 2018 年发布的《胚胎植入前遗传学诊断／筛查技术专家共识（2018 版）》中，将常见的染色体多态性列为不建议进行胚胎植入前遗传学诊断（PGD）的情况。

　　人群常见的染色体多态性如下：

- 1qh+，9qh+，16qh+，Yqh+。
- inv9，invY。
- 13pss，14pss，15pss，21pss，22pss，Yqs。
- Yqh−，1qh−。
- 13ps+，14ps+，15ps+，21ps+，22ps+。
- 13pstk+，14pstk+，15pstk+，21pstk+，22pstk+。
- 13cenh+，14cenh+，15cenh+。
- 9phqh，9ph。

　　这里面就包括了刚刚金哥、暖妹儿遇到的 46，XY，inv（9）（p12q13），其实也属于染色体正常多态性，不用自己吓自己。

　　当然，染色体报告除了上述染色体核型，还有很多异常核型。如果您的染色体核型报告单异常也不用过于焦虑，可来省妇幼生殖中心寻求专业的咨询帮助，医生会根据个人情况及意愿建议受孕方式：继续试孕，孕后行产前诊断，也可

以选择胚胎植入前遗传学诊断或配子捐赠的方式获得正常
宝宝。

最后，提醒一下染色体抽血注意事项：染色体检查需要
抽取 2 mL 肝素抗凝静脉血进行淋巴细胞培养、制片，过程需
要 30 天左右。抽血前无需空腹，最好在未服用抗生素、激素
及其他免疫抑制剂的情况下抽取，否则可能影响检查结果。

参考文献

黄荷凤，乔杰，刘嘉茵，等. 胚胎植入前遗传学诊断/筛查技术专
家共识［J］. 中华医学遗传学杂志，2018，35（2）：151-155.

（四川省妇幼保健院生殖中心　支伟伟）

男人越"忍"，精液质量越好？

上回说到暖妹儿和金哥把备孕提上了日程，但是几个月了还是没有动静。暖妹儿暗暗着急，又在网上一通搜寻。咦，禁欲时间越长精液质量越好？于是暖妹儿让金哥养精蓄锐，把精子留到每月最容易受孕的那一天。就这样过了3个月仍然没有动静。

金哥："暖妹儿，你在哪里看的这些内容？简直太'坑'了！之前医生说的顺其自然你忘了吗？"

暖妹儿："哎呀，不要啰嗦嘛！不仅你委屈，我压力也大得很呢。到底啥时候送'货'上门好？我们还是去咨询一下省妇幼生殖中心的医生吧。"

医生："不少备孕夫妻和你们一样，听信一些网络传言或者民间偏方——'养兵千日，用兵一时'，认为'忍者无敌'，'忍'得越久，精子质量就越好。其实，这是一个大错特错的说法。这种'苦行僧'的日子，不仅苦了老公，还会影响精子质量，甚至会引起内分泌紊乱，导致生殖系统疾病。"

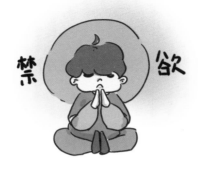

那么到底禁欲多久，精液质量更好呢？

学霸阅读版：

2016 年的一项回顾性研究分析了 8686 份精液样本，根据禁欲时间分为 4 组，≤ 2 天（A 组）、3 ～ 5 天（B 组）、6 ～ 7 天（C 组）、> 7 天（D 组），分析各组精液样本的精液量、精子浓度、前向运动精子百分率、精子总活力、精子总数和前向运动精子总数。结果发现，随着禁欲时间的延长，前向运动精子百分率和精子总活力显著降低，前向运动精子总数在 C 组最多，延长禁欲时间并不能获得前向运动精子百分率高的精液样本。

《WHO 人类精液检查与处理实验室手册》第 5 版和第 6 版均规定，男性进行精液质量检查前，应禁欲 2 ～ 7 天，如果需要多次采集标本，每次禁欲天数均应尽可能一致。

简单版本：

在辅助生殖治疗中，禁欲6～7天的精子活力、数量最好，若只是备孕检查精液，禁欲2～7天皆可。如果正常备孕，禁欲2～7天均可，即每周1～2次性生活。

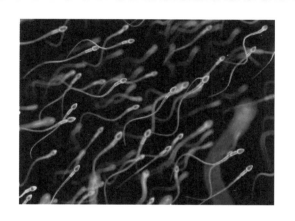

金哥和暖妹儿嫌医生啰嗦了："好了，医生，我们知道了，禁欲时间太短，精子还没'组装'好，还没'成熟'就跑出来了，这样子数量也不够；如果时间太长，精子就'老化'了、'跑不动'了。这些'老弱病残'当然就不利于受孕。走，回去了，每周1～2次，记住了！"

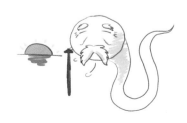

参考文献

［1］刘国霖，范宇平，滕晓明，等.取精禁欲天数对精液常规参数的影响［J］.中国男科学杂志，2016，30（4）：38-41，45.

［2］曹兴午，林凯，李翠英，等.评《WHO人类精液检查与处理实验室手册》（第5版）［J］.中华男科学杂志，2011，17（12）：1059-1063.

［3］Björndahl L，Kirkman Brown J，other Editorial Board Members of the WHO Laboratory Manual for the Examination and Processing of Human Semen. The sixth edition of the WHO Laboratory Manual for the Examination and Processing of Human Semen：ensuring quality and standardization in basic examination of human ejaculates［J］. Fertil Steril，2022，117（2）：246-251.

（四川省妇幼保健院生殖中心　支伟伟）

包皮到底需不需要割？

金哥："医生，我这情况算是包皮过长吗？到底要不要割？"

暖妹儿："医生，每次我俩'啪啪'完，我都有点不舒服，是不是有什么问题？"

其实门诊里每天都会有很多跟金哥有一样疑问的患者。到底包皮多长算过长？割还是不割呢？别着急，我们先来了解几个概念。

一、包皮过长

包皮过长就是包皮完全覆盖阴茎头及尿道口，但包皮口挺大，很容易翻上去，完全显露出阴茎头。外观看起来就像穿了一个"高领套头衫"。

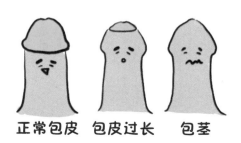

正常包皮　包皮过长　包茎

二、包茎

包皮长且包皮口狭小，无法翻转到冠状沟以下，就是包茎。你可以简单理解为穿了一个"连帽卫衣"。包茎以后因包皮内无法清洗而"藏污纳垢"，会引起一些炎症，甚至有些包茎的尿道外口会被完全覆盖，出现排尿困难甚至引起尿潴留，所以包茎一定要进行手术治疗。

三、包皮嵌顿

包皮口过于狭窄，强行上翻暴露阴茎头（尤其是包茎患者），而又未及时复位，使狭小的包皮口紧箍在冠状沟处，形成一狭窄环，使远端包皮及阴茎头血液回流受阻，发生淤血、肿大、疼痛。如果不及时处理，狭窄环会越箍越紧，形成恶性循环，后果更为严重。

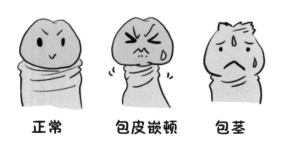

正常　　　　包皮嵌顿　　　　包茎

四、哪些情况下需要割包皮呢？

1. 包茎：3岁之前的包茎多为生理性包茎，学龄前期及以后的包茎，尤其是反复发生包皮炎、阴茎头炎者需手术处理。

2. 单纯包皮过长合并以下任一种情况建议手术。

（1）可见到明显的狭窄环，容易造成包皮嵌顿者。

（2）反复发作的包皮炎、阴茎头炎，导致包皮内板与阴茎头不同程度粘连或继发包茎者。

（3）包皮慢性炎性增厚，阴茎勃起致包皮皲裂，影响性交或有包皮嵌顿倾向者。

（4）因美容等个人原因要求手术者。

（5）包皮过长合并包皮良性肿瘤或新生物（如尖锐湿疣）等病变，可同期切除。

五、包皮过长的危害有哪些？

1. 妨碍阴茎发育：青少年包皮过长，尤其是包茎，会束缚阴茎头的发育，成年后阴茎头可能偏小。

2. 容易引起早泄：长期被"高领毛衣"保护着，阴茎头表面的皮肤受到的摩擦、刺激较少，使其变得过于敏感，容易出现早泄的情况。

3. 影响排尿：如果包皮口过小，排尿时包皮被尿冲起一个小包，会导致排尿不畅，长期会引起膀胱功能障碍，尿液沿输尿管反流，容易引发尿路感染。

4. 存在一些潜在危险：包皮垢会长期蓄积在包皮内，容易滋生细菌，引起包皮炎、阴茎头炎，出现瘙痒不适、异味、红肿疼痛等症状，严重者可引起包皮粘连，长期反复感染还存在阴茎癌的风险。

六、既然包皮过长有这么多问题，那是不是越早割越好？

其实，每个男宝宝都会有生理性包茎，这是正常现象。大部分的生理性包茎在 3 岁后都会自行好转，然后到了青春期，包皮的生长速度会跟不上阴茎生长速度，有一部分小朋友的阴茎头自然就能露出1/3～2/3（这种程度就"达标"了）。所以说，大部分的小朋友是不用"挨刀"的。如果没有反复感染的现象，只要注意清洗就可以了，割不割完全取决于自己的意愿。

医生建议包皮过长手术最好在 6 岁以上施行。但如果 6 岁之前就出现了包茎导致尿流细小或反复感染等症状，应进行手术。

七、割完包皮是不是马上就能更"性福"？

包皮是阴茎头的"守护者"。一般手术后，由于缺少包皮的覆盖，刚开始阴茎头的表面会很平滑，容易干燥，对温度变化更敏感，也更易被衣服面料刺激。但过不了多久阴茎头表面的皮肤就会出现角质化（不同程度的增厚），性敏感度会慢慢降低。

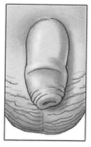 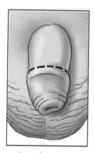 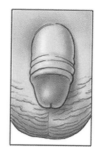

包皮过长 **包皮手术** **包皮术后**

所以，小包皮里有大智慧，小夫妻一定要引起重视！

参考文献

中华医学会男科学分会. 包茎和包皮过长及包皮相关疾病中国专家共识［J］. 中华男科学杂志，2021，27（9）：845-852.

（四川省妇幼保健院生殖中心　支伟伟）

精索静脉曲张会引起男性不育吗？

　　金哥："医生，体检时医生说我有精索静脉曲张。静脉曲张不是发生在腿上吗？我这个是咋回事？我跟暖妹儿一直怀不起宝宝，精液质量也是复查几次都不达标，是不是它引起的？"

　　腿上的静脉曲张大家都知道，那么精索静脉曲张你知道吗？

　　所谓精索静脉曲张，就是指精索的静脉回流受阻，瓣膜失效，血液反流引起血液淤滞，导致蔓状静脉丛扩张、伸长、弯曲。

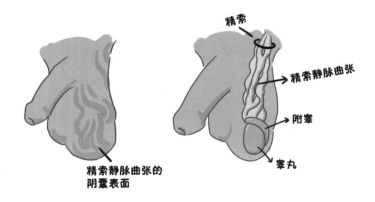

精索

精索静脉曲张

附睾

睾丸

精索静脉曲张的
阴囊表面

一、得了精索静脉曲张，对男性有什么影响呢？

精索静脉曲张可引起精子质量及数量下降；严重时导致不育；引起睾丸疼痛，甚至萎缩；雄激素水平下降。

在普通人群中，该病的发病率为 4.4% ～ 22.6%，平均为 15% 左右，多见于成年男性，在青少年中相对少见，并且和年龄有明显的相关关系，随着年龄的增加发病率逐渐增高。

精索静脉曲张是男性不育的重要原因，原发性不育患者有 25% ～ 35% 伴有精索静脉曲张，而在继发性不育患者中这一比例可高达 50% ～ 81%。因此对该病做到早诊断、早治疗非常重要。

二、为什么会得精索静脉曲张呢？

首先是先天性解剖因素。

精索内蔓状静脉丛的血液自睾丸汇集后，同时流入两侧的精索静脉。右侧精索静脉直接注入下腔静脉内，左侧的精索静脉则先成直角注入肾静脉，血液因而较右侧更易淤积。静脉丛鼓胀后，形成精索静脉曲张。

静脉的血流缓慢且压力小，内有瓣膜可防止血液反流。当静脉瓣膜闭锁不全时，加上受地心引力的作用，血液大量囤积在远处的静脉里面，从而给静脉造成过度负荷，使静脉壁因弹性疲乏而逐渐变得薄弱，形成所谓的"静脉曲张"。

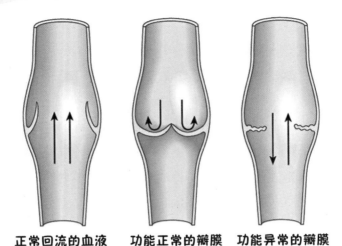

正常回流的血液　　功能正常的瓣膜　　功能异常的瓣膜

其次是后天性因素。

主要是腹膜后肿瘤、肾肿瘤、肾积水或迷走血管压迫精索静脉，癌栓或其他原因引起肾静脉或下腔静脉梗阻，使精索静脉血液回流受阻，可以引起继发性精索静脉曲张。

有数据显示，高强度的体育运动（篮球、足球等）、久坐、久站等可能会加速精索静脉曲张的进展。

三、精索静脉曲张具体有什么症状呢？

1. 精索静脉曲张主要表现为阴囊和睾丸的坠胀感，阴囊湿冷、胀痛、隐痛。不适感还会向同侧的会阴、腹股沟和腰部放射，在劳累、长时间行走、剧烈运动和性生活后症状会加重，而在平卧、休息后可以缓解。

2. 精索静脉曲张会影响生育，严重者可引起睾丸萎缩。

四、精索静脉曲张的治疗方法主要有什么？

1.物理疗法：使用提睾带、阴囊托带、阴囊托抬裤等产品，用于日常护理，中度、重度患者效果差。一般物理疗法作为其他治疗手段的辅助。

2.药物治疗：虽然免除了手术的麻烦，但却是个缓慢的治疗过程，药物治疗只能起到缓解和辅助治疗的效果，且易发生不良反应，不能从根本上解决问题。

3.手术治疗：研究表明，精索静脉结扎术可使 $60\% \sim 80\%$ 患者的精液质量改善，术后妊娠率为 $20\% \sim 60\%$，还能提高不育症伴血清睾酮下降患者的血清睾酮水平。注意：做完手术有 $60\% \sim 80\%$ 患者的精液质量改善，并非 100%，所以做手术前精液质量不达标者还是建议先规律生活作息、戒烟酒、适量运动，经药物治疗无改善才考虑手术。

参考文献

［1］中华医学会男科学分会精索静脉曲张诊断与治疗指南编写组.精索静脉曲张诊断与治疗指南［J］.中华男科学杂志，2022，28（8）：756-767.

［2］李宏军.男性不育伴精索静脉曲张的治疗策略［J］.中华男科学杂志，2018，24（3）：195-198.

（四川省妇幼保健院生殖中心　支伟伟）

精子危机真的要来了吗?

金哥："医生，我看到新闻上说，现在男人的精子质量每年都在下降，是真的吗？我们这么久都没怀起，是不是因为现在精子质量不太好呢？"

暖妹儿："是啊，听起来好吓人啊，那会不会以后都生不了孩子呢？"

其实，金哥和暖妹儿的担忧绝非空穴来风。"多地精子库告急""大学生捐精合格率不到 20%"等新闻频频冲上热搜。精子危机确实令人担忧。

其实精子数量及质量的下降，似乎已经成为一个"公认"的事实。

2017 年，生殖类顶级杂志 *Human Reproduction Update* 就发表了一篇 1973—2011 年提供精液样本的 42935 名男性精液样本荟萃回归分析，发现精子浓度整体下降 52.4%，精子总数下降 59.3%。按照这个速度，若干年后，"精子危机"并不是危言耸听。此外，由于全球精子质量下降，对于正常精子的标准也降低了，以往 1 mL 精液中有一亿个精子才被认为是正常的，如今 1 mL 精液中有一千五百万到两千万个精子就可以算正常。

我国也曾经发布过一份《2012年中国男性精子质量调查白皮书》，指出：全国约有4000万的男女不孕不育，男性不育患者中，有20%左右由精液质量差导致。此外，近年来发表的荟萃分析发现：男性的精子质量在以每年1%的速度下降。中国男性也未能幸免。

冷冰冰的数据已经给我们敲响了警钟！

有人会说，1个卵子配1个精子就够了，即使精子数量下降也并不会影响人类繁衍，人类更不会因此而灭绝。的确，人类当然不会按照上面的计算在若干年后走向灭绝。但是，精子数量下降所带来的生育和健康影响，却是我们无法忽视的事实。人类的"精子危机"是不得不重视的危机。现在，医生一次性给你们讲清楚男性生育力评估到底需要做哪些检查。

一、男性性功能评估

1.阴茎是否能正常勃起。

2.阴茎是否能深入阴道。

3.同房是否正常射精。

门诊每天都能遇到不能正常完成性生活的患者，所以第一步性功能的评估非常必要。

二、精液质量常规检查

1．精液常规分析：包括精子浓度、精子总数、精子活力和正常形态精子百分率等。

世界卫生组织正常参考值：体积 $\geqslant 1.5\,\mathrm{mL}$，精子浓度 $\geqslant 15 \times 10^6$ 个/毫升，前向运动精子百分率 $\geqslant 32\%$，正常形态精子百分率 $\geqslant 4\%$。

必要时还需要检查精子DNA碎片率以及精子核蛋白不成熟率。

2．体格检查：包括全身体格检查和生殖器检查（睾丸、附睾、输精管、精索等）。

3．内分泌激素检查：评估生育力的重要方面。

4．染色体检查：从先天异常的角度来进行生育力的评估，如克氏综合征（47，XXY）、Y染色体微缺失等。

5．男性生殖系统超声：可明确睾丸、附睾、输精管、精索、射精管、精囊、前列腺是否有病变，并进一步提示睾丸血供、睾丸钙化点/微石症、附睾囊肿等。对输精管的连续性、射精管囊肿、精索静脉曲张以及精囊发育情况等的评价具有重要价值。

6．性接触传播疾病的检查：尤其是第一次备孕的男同胞们，一定要完善乙肝、丙肝、梅毒、艾滋病等性接触传播疾病相关检查，以防传染家人及孩子。

今天医生心情挺好，再给男同胞们开个"小灶"：在家如何自查"蛋蛋"大小？

　　睾丸是生产精子的工厂。大量研究表明，其体积与精子浓度、精子总数、睾酮水平等存在显著关联。中国人的睾丸体积在 15 ～ 25 mL。大家在家可以试着用"OK"手势法自查"蛋蛋"大小。

　　用拇指与食指做"OK"手势。男性可用两个手指围成的圈去套睾丸，如果很松或根本塞不进去，就说明睾丸大小异常，最好去医院检查一下。如果睾丸比普通大枣还小，就要提高警惕，如果比鹌鹑蛋还小，建议去看医生，如果比芸豆还小，啥也别说了，赶紧去医院吧。

　　做人难，做一名拥有正常生育力的男人更难啊！广大男同胞们有什么关于生殖方面的"男言之隐"，都可以找医生唠一唠。

参考文献

Levine H，Jørgensen N，Martino-Andrade A，et al. Temporal trends in sperm count: a systematic review and meta-regression analysis ［J］. Hum Reprod Update，2017，23（6）：646-659.

（四川省妇幼保健院生殖中心　支伟伟）

新型冠状病毒感染"阳康"后到底能不能马上备孕？

在感染新型冠状病毒之后，每个人的症状都有些不同，除了比较普遍的发热、浑身酸痛，还有像网上流传的"干饭株、放屁株、刀片株、眩晕株、失味株"等。

还有一些人发现自己出现生殖器疼痛、"不举"，甚至美国一位男子在参加一档节目时表示，在感染新型冠状病毒后，他的生殖器"缩水了"1.5英寸（约3.8cm）。甚至于网上还有"阳康"夫妻着急备孕，被医生劝阻的新闻冲上热搜，引发网友关注。

"新型冠状病毒短期内影响男性生殖功能"话题频频登上热搜，以至于不少人担心新型冠状病毒感染会影响男性功能。

那么，新型冠状病毒感染到底会不会影响男性功能呢？新型冠状病毒感染后会不会影响精液质量？什么时候能够备孕呢？

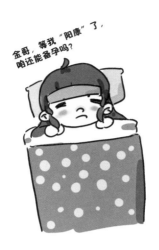

近期，上海交通大学李望教授等发表于《中国男科学杂志》上的一篇《新冠肺炎对男性生殖和性功能影响的研究进展》似乎给出了答案。

学霸阅读版：

新型冠状病毒通过刺突糖蛋白（S蛋白）与宿主细胞血管紧张素转化酶2（ACE2）结合从而入侵细胞，引起组织损伤。除肺以外，人体很多其他器官也表达ACE2，如睾丸、小肠、肾脏、心脏和甲状腺等。其中，睾丸表达大量的ACE2，主要集中在睾丸精原细胞、支持细胞和间质细胞，这几种细胞均与男性生殖功能密切相关。感染新型冠状病毒的男性，睾丸内ACE2表达量越高，精子受损风险越高。国外有研究报告显示，感染新型冠状病毒后，患者精液量、精子浓度等呈现降低的趋势。

新型冠状病毒感染睾丸后导致白细胞介素（IL-1β、IL-

1α、IL-6）和肿瘤坏死因子（TNF-α）上调，诱导炎症反应发生，干扰精子的产生。

由于ACE2在内皮细胞中普遍存在，新型冠状病毒感染会导致内皮细胞的损伤，影响阴茎的血管床，从而引起阳痿。虽然现有研究样本量较小，但是我们也应高度重视新型冠状病毒感染的严重程度是否是导致阳痿的危险因素。

哪个器官的ACE2表达多，新型冠状病毒就容易攻击该器官。人体中，除肺以外，很多其他器官也表达ACE2，如睾丸、小肠、肾脏、心脏和甲状腺等。其中，睾丸表达大量ACE2。

此外，生殖细胞必须在低于37℃的温度下发育，持续的高温会破坏生殖细胞，造成精子损伤。而持续的发热正是新型冠状病毒感染的症状之一，因此可能会影响男性的生育能力。

这些发现均表明，新型冠状病毒感染可以损伤男性性腺并导致男性生殖功能障碍。所以新型冠状病毒感染影响男性生殖功能并非危言耸听。

那我们岂不是要灭绝了？听起来好像很吓人。其实也不必过于惊慌，最近的一项研究评估了30名从新型冠状病毒感染中恢复的男性，其中包括5名男性的随访精液分析。这些男性精液样本中精子总数的中位数为1250万，显著低于该年龄匹配的健康男性精子总数。在中位数3个月时，随访精液分析的5名男性的精子总数中位数增加到1800万。尽管新型冠状病毒感染对精液质量的长期影响尚不清楚，但在精液参数正常化后，精子恢复可能需要长达3个月的时间。

鉴于目前并没有太多的文献证据，新型冠状病毒感染"阳康"男性的长期精子质量如何尚不清楚，因此建议"阳康"后备孕的男同胞们考虑精液常规检查以评估精子质量。

参考文献

［1］李望，谢弘. 新冠肺炎对男性生殖和性功能影响的研究进展［J］. 中国男科学杂志，2022，36（5）：109-112.

［2］Xu J, Xu Z, Jiang Y, et al. Cryptorchidism induces mouse testicular germ cell apoptosis and changes in bcl-2 and bax protein expression［J］. J Environ Pathol Toxicol Oncol，2000，19（1-2）：25-33.

［3］Guazzone V A, Jacobo P, Theas M S, et al. Cytokines and chemokines in testicular inflammation：a brief review［J］. Microsc Res Tech，2009，72（8）：620-628.

［4］Nassau D E, Best J C, Kresch E, et al. Impact of the SARS-CoV-2 virus on male reproductive health［J］. BJU Int，2022，129（2）：143-150.

［5］Patel D P, Punjani N, Guo J, et al. The impact of SARS-CoV-2 and COVID-19 on male reproduction and men's health［J］. Fertil Steril，2021，115（4）：813-823.

［6］Hajizadeh Maleki B, Tartibian B. COVID-19 and male reproductive function：a prospective, longitudinal cohort study［J］. Reproduction，2021，161（3）：319-331.

（四川省妇幼保健院生殖中心　支伟伟）

新型冠状病毒感染"阳康"后如何备孕？

新型冠状病毒感染是否会影响女性生育力？是否需要调整备孕计划？以下这些小贴士可能对你有帮助！

一、新型冠状病毒感染是否影响女性生育力？

目前认为新型冠状病毒可能攻击卵巢，但查阅最近 3 年的文献发现，没有确切的证据表明新型冠状病毒感染会影响女性的生育力。

参考新型冠状病毒流行期间各国生殖中心的数据，比较一致的结论是新型冠状病毒及其变异株的感染均不会影响试管婴儿的临床结局。一篇来自武汉的研究，纳入了 2020 年 5 月至 2021 年 2 月在华中科技大学同济医学院附属同济医院生殖中心行试管婴儿助孕的患者，比较 65 例有新型冠状病毒无症状感染史或轻症感染史（较奥密克戎致病力更强的原始毒株）的女性与 195 例年龄、卵巢功能、不孕年限等匹配的女性对照组，结论是有过新型冠状病毒无症状感染史或轻症感染史的女性，除了囊胚形成率低于对照组，其余各项实验室指标及临床指标均没有差异，包括我们最关心的胚胎着床率、临床妊娠率、早期流产率。

二、新型冠状病毒感染后为什么会出现月经紊乱？

月经是女性身体的"晴雨表"，下丘脑-垂体-卵巢轴运转正常，才会有规律的月经。其中，下丘脑受到很多外界因素的影响，比如疾病、应激状态、紧张焦虑等，所以新型冠状病毒感染后出现月经紊乱可能并不是该病毒感染特有的，即便是普通感冒也有可能会导致短暂的月经紊乱，但一般是短暂的、可逆的，不必太紧张。

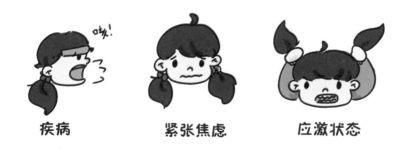

疾病　　　　　紧张焦虑　　　　应激状态

三、女性"阳康"后多久可以"啪啪"？

没有明确的指南推荐"阳康"后多久可以"啪啪"，但美国心脏病学会有一篇关于新型冠状病毒感染后运动的指南，建议无心肺症状（如胸痛、心悸等）的轻中度感染者，症状消失即可恢复运动，不会增加心肌炎的风险。所以如果你已经无以上不适，可顺其自然。

四、女性"阳康"后多久可以备孕？

一篇多中心的回顾性观察发现新型冠状病毒感染后＜ 90天、90 ～ 180 天、＞ 180 天比较，试管婴儿助孕结局无显著差异，提示"阳康"后＜ 3 个月妊娠可能没有影响。

我们的身体有非常精细的调节系统，女性能够自然妊娠意味着控制月经的内分泌轴恢复正常、排卵正常。所以如果能够怀孕，即便"阳康"后并不满 3 个月，也不必太紧张。

但需要注意，利巴韦林的半衰期为 12 天，且可能在非血浆区间存在 6 个月，可能对精子DNA造成损伤，所以新型冠状病毒感染期间接受过利巴韦林治疗的女性和男性，均应在治疗结束后的 6 ～ 8 个月再考虑怀孕。

五、"阳康"后如何更好地预防再次感染？

初次感染后身体会留下"免疫记忆"，一般 3 个月内（也有报道是 6 个月内）发生二次感染的风险低，故推荐"阳康"后 3 ～ 6 个月接种新型冠状病毒疫苗。

除了接种新型冠状病毒疫苗预防疾病，个人防护也非常重要：保持社交距离；不用手触摸口、鼻、眼睛；戴口罩、勤洗手，少去人员密集场所。注意洗手并不是简单地用水冲一下，而是按照"七步洗手法"认真完成，每个步骤至少做足5 个来回，总的洗手时间至少 20 秒（其实很快，一首歌都没哼完）。

以上备孕小知识，你了解了吗？欢迎来省妇幼生殖中心，开启您的"好孕"之旅！

参考文献

［1］Wang M，Yang Q，Ren X，et al. Investigating the impact of asymptomatic or mild SARS-CoV-2 infection on female fertility and in vitro fertilization outcomes：a retrospective cohort study［J］. eClinicalMedicine，2021，38：101013.

［2］Youngster M，Avraham S，Yaakov O，et al. IVF under COVID-19：treatment outcomes of fresh ART cycles［J］. Hum Reprod，2022，37（5）：947-953.

［3］Youngster M，Avraham S，Yaakov O，et al. IVF under COVID-19：treatment outcomes of fresh ART cycles［J］. Hum Reprod，2022，37（5）：947-953.

［4］Huri M，Noferi V，Renda I，et al. The COVID-19 pandemic impact on the outcome of medically assisted reproduction pregnancies［J］. Front Reprod Health，2022，4：860425.

［5］Writing Committee，Gluckman T J，Bhave N M，et al. 2022 ACC Expert Consensus Decision Pathway on Cardiovascular Sequelae of COVID-19 in Adults：Myocarditis and Other Myocardial Involvement，Post-Acute Sequelae of SARS-CoV-2 Infection，and Return to Play：a report of the American College of Cardiology Solution Set Oversight Committee［J］. J Am Coll Cardiol，2022，79（17）：1717-1756.

［6］李蓉，杨菁，李红钢，等. 新型冠状病毒肺炎疫情下生殖医学的新问题与挑战［J］. 中华生殖与避孕杂志，2020，40（3）：177-

181.

［7］Banker M，Arora P，Banker J，et al. Impact of COVID-19 pandemic on clinical and embryological outcomes of assisted reproductive techniques［J］. J Hum Reprod Sci，2022，15（2）：150-156.

［8］Ata B，Vermeulen N，Mocanu E，et al. SARS-CoV-2, fertility and assisted reproduction［J］. Hum Reprod Update，2023，29（2）：177-196.

（四川省妇幼保健院生殖中心　李蓉）